In die „Sammlung von Monographien aus dem Gesamtgebiete der Neurologie und Psychiatrie“ sollen Arbeiten aufgenommen werden, die Einzelgegenstände aus dem Gesamtgebiete der Neurologie und Psychiatrie in monographischer Weise behandeln. Jede Arbeit bildet ein in sich abgeschlossenes Ganzes.

Das Bedürfnis ergab sich einerseits aus der Tatsache, daß die Redaktion der Zeitschrift für die gesamte Neurologie und Psychiatrie wiederholt genötigt war, Arbeiten zurückzuweisen nur aus dem Grunde, weil sie nach Umfang oder Art der Darstellung nicht mehr in den Rahmen einer Zeitschrift paßten. Wenn diese Arbeiten der Zeitschrift überhaupt angeboten wurden, so beweist der Umstand andererseits, daß für viele Autoren ein Bedürfnis vorliegt, solche Monographien nicht ganz isoliert erscheinen zu lassen. Es stimmt das mit der buchhändlerischen Erfahrung, daß die Verbreitung von Monographien durch die Aufnahme in eine Sammlung eine größere wird.

Die Sammlung wird den Abonnenten der „Zeitschrift für die gesamte Neurologie und Psychiatrie“ zu einem um ca. 20% ermäßigten Vorzugspreise geliefert.

Angebote und Manuskriptsendungen sind an einen der Herausgeber, Professor Dr. M. Lewandowsky, Berlin W 62, Lutherstraße 21 oder Professor Dr. R. Wilmanns, Heidelberg, Bergstraße 55, erbeten.

Die Honorierung der Monographien erfolgt nach bestimmten, zwischen Herausgebern und Verlag genau festgelegten Grundsätzen und variiert nur je nach Höhe der Auflage.

Abbildungen und Tafeln werden in entgegenkommender Weise ohne irgendwelche Unkosten für die Herren Autoren wiedergegeben.

MONOGRAPHIEN AUS DEM GESAMTGEBIETE DER NEUROLOGIE UND PSYCHIATRIE

HERAUSGEGEBEN VON

M. LEWANDOWSKY-BERLIN UND K. WILMANNS-HEIDELBERG

HEFT 13

DIE PARANOIA

EINE MONOGRAPHISCHE STUDIE

VON

DR. HERMANN KRUEGER

MIT 1 TEXTABBILDUNG

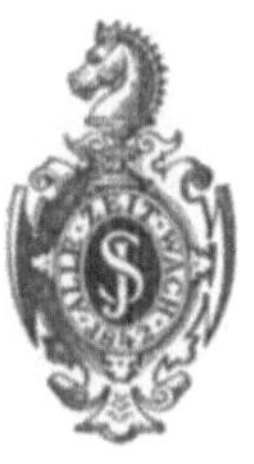

Springer-Verlag
Berlin Heidelberg GmbH
1917

ISBN 978-3-7091-9671-7 ISBN 978-3-7091-9918-3 (eBook)
DOI 10.1007/978-3-7091-9918-3

Ursprünglich erschienen bei Julius Springer in Berlin 1917

Inhaltsverzeichnis.

Geschichtlicher Überblick.

Die Geschichte der Paranoia umfaßt einen Zeitraum von etwa 50 Jahren und weist den Werdegang auf, der der Entwicklung psychischer Krankheitsgruppen bis auf den heutigen Tag eigentümlich ist: Nach der Heraushebung eines Kernes zusammengehöriger Krankheitsfälle und seiner festeren Umschreibung wird das Krankheitsgebiet immer mehr und mehr ausgedehnt, immer neue, an sich nur lose und äußerlich mit den ursprünglich gemeinten Erkrankungen zusammenhängende Zustandsbilder werden ihm angereiht, schließlich wird die Krankheitsgruppe zu dem großen Topf, in den alles, was bisher noch nicht seinen sicheren Platz in der psychiatrischen Systematik hatte, hineingezwängt wird, bis er überläuft und nun die Reaktion erfolgt, die überall Teile loslöst, bis von der einstigen Größe und Herrlichkeit nichts oder fast nichts übrigbleibt; dieses wenige wird ihr von manchen Seiten auch noch streitig gemacht, während andere Bemühungen den mühsam gewonnenen Kern der Krankheit zu erhalten suchen und ihr geben wollen, was ihr Recht ist. Die Entwicklung des Paranoiabegriffes ist ein klassisches Beispiel für diesen Vorgang, der auch heute noch nicht abgeschlossen ist.

Es soll an dieser Stelle darauf verzichtet werden, die Entwicklungsgeschichte der Paranoia in ihren Einzelheiten zu verfolgen. In der Monographie Werners, dem klassischen Paranoiareferat Cramers, sowie in der neueren Arbeit Schnizers ist der Gang der Entwicklung nachzulesen. Nur wenige Etappen, die Meilensteine auf dem Wege seien näher beleuchtet als Einleitung zu der Umgrenzung des Paranoiabegriffes, auf dem diese Arbeit fußt.

Bis zu der Zeit, wo Snell, Westphal, Sander Ausgangs der sechziger Jahre des vorigen Jahrhunderts für die Anerkennung der Paranoia als einer primären Erkrankung eintraten, hatte man besonders entsprechend der Lehre Griesingers als Verrücktheit den ungünstigen Ausgang vorangegangener krankhafter Störungen des Gemütslebens bezeichnet, sie also als Zustandsbild von Psychosen angesehen, die nach damaliger Anschauung mit einer melancholischen Phase begannen, der nacheinander, sofern die Erkrankungen nicht früher oder später zur Heilung kamen, ein manisches Stadium, ein Stadium der Verrücktheit, der Verwirrtheit, endlich der Blödsinn folgte. Die Verrücktheit wurde demgemäß stets als eine sekundäre angesehen. Nachdem sie nunmehr, besonders durch Westphals Lehre als eine selbständige Krankheit des Verstandes neben solche des Gemütes gestellt war, gab Griesinger im Jahre 1887 in Änderung seiner früheren Ansicht eine Umschreibung ihres Wesens, die der Definition der neuesten Autoren sehr nahe kommt. Er hob unter dieser Bezeichnung Krankheitszustände heraus, „wo die beiden Hauptarten der Primordialdelirien sich sehr langsam nebeneinander entwickeln, wo bei dieser Langsamkeit, die sich über eine Reihe von Jahren erstreckt, die sich widerstrebenden Vorstellungen (Größen- und Verfolgungswahn) Zeit haben, sich allmählich zusammenzuordnen, zu durchdringen und zu festen Gedankenverbindungen, zu einem sog. System von Wahnvorstellungen aufs engste zusammenzuwachsen."

Im Gegensatze zu der Betonung der Langsamkeit der Entstehung und Fortentwicklung der Paranoia, wie sie sich bei Griesinger findet, erkannte Westphal auch eine akute Entwicklung und einen akuten Verlauf der Krankheit, ebenso wie abortive Formen derselben an. Es wurde dadurch dem größten Teile der psychischen Erkrankungen, soweit bei ihnen nicht Störungen der Affekte offenkundig im Vordergrunde standen und soweit Wahnvorstellungen überhaupt eine Rolle spielten, der Anschluß an die neu erblühende Krankheitsgruppe ermöglicht. Westphal zog auch die Kahlbaumschen Fälle von Katatonie in ihren Bereich; Werner sprach direkt von einer Paranoia catatonica. Als bezeichnend sei noch erwähnt, daß Scholz sogar in den protrahierten Formen des Delirium tremens das typische Bild eines primären halluzinatorischen Wahnsinns sah.

Zwar suchten schon früh einsichtsvolle Forscher, Meynert an der Spitze, dem Treiben Einhalt zu tun und die akuten Wahnsinnszustände, die mit höhergradiger Verworrenheit einhergingen, als Verwirrtheit von der Paranoia prinzipiell zu scheiden; doch die Unmöglichkeit, derartige kurz verlaufende Fälle von Amentia, wie Meynert sie nannte, die an sich auch nichts einheitliches darstellen, von den interkurrenten Aufregungs- und Verwirrtheitszuständen, wie sie in Fällen von sonst in allem den Westphal-Griesingerschen Anforderungen entsprechender Paranoia beobachtet wurden, nach dem augenblicklichen Zustandsbilde zu trennen, ließ diese Anschauung lange Zeit nur vereinzelte Anhänger finden. Neben Meynert lehnten vor allem v. Krafft-Ebing und Hitzig den Begriff der akuten Paranoia ab.

Das Paranoiareferat Cramers, das das Jahr 1892 brachte, zeigte so recht das Chaos völlig verschieden gestalteter und verlaufender Krankheiten, die die gemeinsame Bezeichnung „Paranoia" damals umschloß. Cramer faßte die Resultate seiner Untersuchungen folgendermaßen zusammen:

„Wir haben gesehen:

1. Daß Verwirrtheit (Amentia), Wahnsinn und Verrücktheit klinisch und genetisch eine Reihe wichtiger Erscheinungen gemeinsam haben.
   a) Die Grundsymptome, Sinnestäuschungen, Wahnideen und Inkohärenz sind genetisch nahe miteinander verwandt.
   b) Das prädominierende Symptom der Verwirrtheit, des Wahnsinns und der Verrücktheit ist die Erkrankung der Verstandestätigkeit.
   c) Bei der Verwirrtheit, bei dem Wahnsinn und der Verrücktheit spielen die Affekte nur eine sekundäre Rolle.
   d) Verwirrtheit (Amentia) kann symptomatisch sowohl beim Wahnsinn als bei der Verrücktheit vorkommen.
2. Daß die differentialdiagnostischen Momente, welche geltend gemacht werden, um die Verwirrtheit, Wahnsinn und Verrücktheit zu trennen, die erwähnte gemeinsame Grundlage der drei Krankheitsbilder nicht erschüttern können.

3. Daß die Gruppe der einfachen, nicht komplizierten funktionellen Psychosen neben den Stimmungsanomalien, den Erkrankungen des Gemütes als zweite große Hauptform die Paranoia, die Erkrankungen des Verstandes, enthält.
4. Daß die Paranoia sich scharf von den Stimmungsanomalien und den komplizierten Psychosen trennt.
5. Daß demnach die Definition der Paranoia lauten muß: die Paranoia ist eine einfache funktionelle Psychose. Sie ist charakterisiert durch eine Erkrankung der Verstandestätigkeit, wobei die Affekte nur eine sekundäre Rolle spielen.“

In der angeschlossenen Diskussion wurde wohl von einzelnen die Amentia von der Paranoia prinzipiell geschieden, in der Annahme einer akuten Form der Paranoia neben einer chronischen war man sich jedoch im wesentlichen einig.

Mit Cramers Definition hatte die Paranoia ihren Kulminationspunkt durchschritten; mehr und mehr wurde ihr Gebiet eingeschränkt. So definierte Hitzig die Paranoia 1895 als eine Geisteskrankheit von chronischem Beginne und ungünstiger Prognose, welche sich durch fixierte, häufig systematisierte Wahnideen charakterisiert, zu Anfang und häufig überhaupt ohne Verwirrtheit, vielmehr scheinbar mit vollkommener Luzidität, manchmal ohne, häufiger mit Halluzinationen und regelmäßig ohne ausgesprochene primäre affektive Erregung verläuft. Nicht zum wenigsten aber ist eine schärfere Umgrenzung des Begriffes der Paranoia unter der verdienstvollen Führung Kraepelins erreicht worden, vor allem durch den Ausbau der Krankheitsgruppen der Dementia praecox und des manisch-depressiven Irreseins, von denen erstere berufen wurde, die Paranoia in ihrer Stellung als Sammelbecken klarer und besonders unklarer psychiatrischer Fälle abzulösen. Beide nahmen besonders die akuten und periodischen Paranoiafälle in sich auf, wenngleich einzelne Forscher, an der Spitze Ziehen, Siemerling, Thomsen auch heute noch an dem Bestehen einer akut entstehenden und akut verlaufenden, dabei zum Teil heilbaren Paranoia festhalten, das auch Stransky nicht ausschließen will.

War zu Anfang auch in der Systematik Kraepelins und seiner Anhänger für die Paranoia neben der Dementia paranoides noch ein zwar recht bescheidener, so doch wohl umgrenzter Platz, so wurde die letztere, anerkannt als Verlaufsform der Dementia praecox auf Kosten der Paranoia besonders dadurch mehr und mehr erweitert, daß alle Krankheitsfälle, die Wahnbildungen auf Grund oder unter dauernder Begleitung und wesentlichem Einflusse von Sinnestäuschungen zeigten, ihr ohne weiteres zugerechnet wurden. Andere Autoren gingen noch weiter. So schließt Klipstein, daß die Paranoia überhaupt nur eine Verlaufsform der Dementia praecox sei; Bleuler hält es ebenfalls für möglich, daß die Paranoia eine ganz chronisch verlaufende Schizophrenie sei, bei der der Krankheitsprozeß gerade noch zur Wahnbildung führte, um so mehr, als der Mechanismus der Wahnbildung bei beiden Erkrankungen der gleiche ist. Die Bedeutung der Halluzinationen und Illusionen in der Genese und dem Verlaufe der Paranoia hat von jeher eine große Rolle in dem Kampfe um ihr Bestehen gespielt und die Mehrzahl der Untersucher zur Aufstellung einer der Paranoia simplex gleichgeordneten Paranoia hallucinatoria geführt. Kraepelin und seine Schule wiesen

1*

nun im Gegensatze zu namhaften Forschern, an deren Spitze Ziehen stand, diese letztere aus dem Bannkreise der Paranoia hinaus, lange Zeit zur Dementia paranoides, in neuester Zeit aber zusammen mit einer Anzahl phantastischer Wahnbildungen einer neuen Gruppe von angeblich zusammengehörigen wahnbildenden Psychosen mit neuem Namen, den Paraphrenien, zu, indem sie diese als eigentliche Krankheitsprozesse im Gegensatze zu den ihre besondere klinische Gestaltung allerdings erst im Kampfe mit dem Leben gewinnenden psychischen Mißbildungen, wie sie der Paranoia (im neuesten Kraepelinschen Sinne) zugrunde liegen sollen, ansprachen.

Eine weitere Gefahr entstand der Paranoia aus den Bestrebungen, die, angeregt durch die Lehren Magnans und seiner Nachfolger, die auf dem Boden der psychischen Entartung entstehenden wahnbildenden Erkrankungen von der echten Paranoia abtrennten. Magnan stellte dem Délire des persécutions Lasègues, dem Délire chronique Falrets eine Gruppe der Dégénérés héréditaires gegenüber, bei der die Krankheitssymptome bis in die Kindheit zurückzuverfolgen waren, körperliche Entartungszeichen bestanden, psychisch „irrégularité, disharmonie, deséquilibrement" nachzuweisen waren, und in unvermitteltem Ausbruch gleichzeitig oder regellos neben und nacheinander alle möglichen Formen der Wahnbildung meist abheilend und von kurzer Dauer bei vollem Bewußtsein bestanden. Neben diesen Zuständen erkannte Magnan noch ein etwa unserer heutigen Paranoia (Paranoia completa) entsprechendes Krankheitsbild, das Délire chronique à évolution systématique progressive (folie chronique régulière Camuset) an, bei dem einer Periode der Inkubation ein Stadium der Verfolgungs- dann der Größenideen folgte und schließlich eine Periode des Schwachsinns, d. h. der allmählichen Abschwächung der Urteilskraft, des Sinkens des geistigen Niveaus bei unverändertem Fortbestehen der alten Vorstellungen das Leiden beschloß. Auch in diesen Fällen kann zwar nach Magnans Anschauung wie bei jeder Geistesstörung eine erbliche Belastung vorhanden sein, sie ist es aber nicht in dem Maße, wie es bei den folies des dégénérés héréditaires die Regel ist.

Von den deutschen Autoren beobachtete schon v. Krafft-Ebing die Paranoia nur bei Belasteten, Schüle rechnete die originäre Verrücktheit und den Querulantenwahn zu den hereditären Irreseinszuständen, Kirchhoff gibt an, daß die Verrücktheit ausschließlich bei Belasteten vorkomme. Nach Friedmann ist für die Konsolidierung des Wahnes immer eine durch die präexistente spezifische geistige Veranlaguug des Individuums bewirkte Gedankenrichtung von einseitig affektiver Form maßgebend. Die Abgrenzung der Wahnbildungen bei Degenerierten gegenüber der echten Paranoia ist aber besonders durch die Schriften Wilmanns, Bonhöffers, Sieferts und vor allem durch Birnbaums grundlegende Arbeit zur allgemeinen Anerkennung gelangt. Sie haben gelehrt, daß auf dem Boden schwerer erblicher Belastung, die sich meist in einer Häufung körperlicher und psychischer Entartungszeichen kundgibt, unter stark affektbetonten äußeren Verhältnissen mit Wahnbildungen einhergehende Krankheitszustände entstehen können, die der Paranoia wohl im Zustandsbilde sehr ähnlich sind, die sich jedoch von ihr durch einzelne Symptome, vor allem aber durch Verlauf und Ausgang prinzipiell unterscheiden.

Versuchte so Kraepelin und seine Schule, die Paranoia in der Dementia praecox aufgehen zu lassen, zweigten andere nach dem Vorgange Magnans die ausgesprochen degenerativen Wahnbildungen von ihr ab, so suchte Specht den verbleibenden Rest dem manisch-depressiven Irresein zu sichern, ausgehend von seinen wertvollen Forschungen über die Genese der Wahnbildungen aus affektiven Störungen heraus. Während im Anschlusse an Westphal die Mehrzahl der Untersucher die Paranoia als einen abnormen Vorgang im Vorstellen, eine Störung der Vorstellungssphäre (v. Krafft-Ebing), als Verstandesirresein in bewußten Gegensatz zu den Gemütskrankheiten brachten, auch Cramer sie noch als eine Erkrankung der Verstandestätigkeit, wobei die Affekte nur eine sekundäre Rolle spielen, definierte, betonte Moeli die ursprüngliche Beteiligung der Gefühle und Empfindungen in einzelnen Fällen von Paranoia, nachdem bereits Ganser die plötzliche oder allmähliche Entstehung der Wahnvorstellungen aus Stimmungen hervorgehoben hatte. Ebenso wurde von Friedmann und anderen die Bedeutung der einseitig affektiven Form der Gedankenrichtung für die Wahnrichtung und Konsolidierung und zum Teil ein primärer, anhaltender, starker, einseitiger Affekt für die Konzeption der Wahnideen angeschuldigt. Auch Sandberg, Wernicke, Kirchhoff und Siemerling maßen dem Affekte eine führende Rolle in der Wahnentstehung bei. Specht kam nun zu der Ansicht, daß die manisch-depressive Geistesverfassung, die leichte Lockerung der assoziativen Vorgänge und die assoziative Plusleistung, wie sie das Charakteristikum der hypomanischen Veränderung darstellten, zusammen mit dem pathologischen Grundaffekt die krankhafte Wahnfixierung des Paranoikers zustande brächten. Darnach war eine prinzipielle Scheidung der Paranoia von der chronischen Manie für Specht nicht mehr möglich, und er mußte die Paranoia im manisch-depressiven Irresein aufgehen lassen. Ennen bestätigte diese Anschauung, während andere, Margulies, Pick, Linke, Stransky, Krueger trotz aller Anerkennung der grundlegenden Bedeutung des pathologischen Affektes für die Genese der Paranoia den letzten Schlüssen Spechts nicht zu folgen vermochten.

Es war natürlich, daß sich in einer Zeit der Komplexforschung der Sauerteig Breuer-Freudscher Ideen auch der Paranoia zu bemächtigten suchte, um so mehr, als sich die Lehre von der affektiven Genese der paranoischen Vorstellungen gerade allgemeinere Anerkennung zu verschaffen begann. Vor allem die Züricher Schule (Bleuler, Maier) suchte Komplexe an der Wurzel der Wahnbildung bei der Paranoia, ein Bestreben, das von anderer Seite für die Entstehung der einzelnen Wahnideen teilweise anerkannt, für die Krankheitsentstehung als solche jedoch abgelehnt wurde (Kraepelin, Krueger).

Die neuesten Arbeiten über Paranoia beginnen, soweit sie nicht, wie die v. Hoesslins, Moravcsiks, Hübners völlig auf dem Boden Kraepelinscher Anschauungen stehen und zwischen Paranoia und Dementia paranoides liegende besondere Krankheitsgruppen annehmen, die Paranoia wieder zu erweitern, vor allem durch Anerkennung der Zugehörigkeit derjenigen chronischen wahnbildenden Erkrankungen sonst typisch paranoischer Art zu ihr, die dauernd mit zahlreichen Sinnestäuschungen einhergehen und durch besonders lebhafte Affekte, auch durch einige Eigenarten der Symptomatik und des Verlaufes eine besondere Varietät der Paranoia darstellen.

Außer von Kraepelin und seiner Schule ist das Vorkommen auch zahlreicherer Sinnestäuschungen im Verlaufe der Paranoia wohl allgemein anerkannt worden. Ein Teil der Autoren steht dabei sogar auf dem Standpunkte, daß es wohl kaum einen Fall von Paranoia gäbe, der nicht in seinem Verlaufe zu irgendeiner Zeit Sinnestäuschungen aufweist (s. Neisser, Pilcz, Berger, Krueger). Vereinzelte Trugwahrnehmungen sind allerdings auch für Kraepelin kein Hinderungsgrund, die Diagnose Paranoia zu stellen. Ihm gegenüber sei auf Stransky hingewiesen, der sich nicht entschließen kann, „einen Fall von Paranoia bloß, weil er reichlicher halluziniert und reichlicher Wahngebilde produziert, darum schon nicht Paranoia zu nennen."

Von den neueren Schriften ist hier vor allem der Arbeit Kleists über die Involutionsparanoia zu gedenken, dessen Krankheitsbilder als der Paranoia halluzinatoria zugehörig von den jüngsten Autoren (abgesehen natürlich Kraepelin und seine Schule) durchweg anerkannt wurden, dessen weiteren Deduktionen, sofern sie die im Klimakterium beginnenden Paranoiaerkrankungen als besondere, von der Paranoia prinzipiell zu trennende darstellen wollen, die sich autochthon, d. h. aus inneren Ursachen heraus aus einer angeborenen, schon früh weiter entwickelten „hypoparanoischen" Konstitution unter dem Einflusse der klimakterischen Veränderungen herausbilden, jedoch die allgemeine Anerkennung mit Recht versagt blieb. Banse, Krueger, Berger beschrieben gleichartige Erkrankungen, in denen die Sinnestäuschungen einen hervorragenden Platz in der Genese bzw. der Ausbildung des Wahnes einnehmen. Krueger setzte sich besonders mit der neuen Paraphreniegruppe Kraepelins auseinander, die er als nicht einheitlich erkannte, die er zum Teil für die Paranoia in Anspruch nahm, zum Teil (Paraphrenia phantastica und einen Teil der Paraphrenia confabulatoria) der Dementia paranoides zuwies. Berger suchte mit Erfolg die Zusammengehörigkeit der Paranoia hallucinatoria und der Paranoia simplex besonders durch den Nachweis von Übergangsformen, in denen die Sinnestäuschungen erst spät im Krankheitsbild einer sonst typisch verlaufenden Paranoia simplex auftraten, zu erweisen.

Zum Schlusse noch einige Bemerkungen über die Geschichte des Querulantenwahnsinns. Die querulierende Form der Verrücktheit galt seit Beginn der Paranoiaforschung als der Prototyp der Erkrankung, weil an ihr die langsame, stetige, kombinatorische Verrückung der Stellung des Individuums zu seiner gesamten Umgebung, die Systematisierung des Wahnes neben der dauernden Erhaltung der psychischen Persönlichkeit und dem Ausbleiben einer Verblödung am deutlichsten hervortrat. Bald aber mußten diese Krankheitsfälle, die auf den ersten Anblick so weitgehende Zusammengehörigkeit zu zeigen schienen, die Abzweigung einzelner Gruppen erleiden, vor allem, soweit Traumen, Apoplexien, Alkoholismus, Senium als ätiologische Momente eine Rolle spielten (Köppen). Letzthin hat jedoch auch der Querulantenwahnsinn sich gefallen lassen müssen, wenigstens in der Kraepelinschen Systematik aus der Paranoia ganz zu verschwinden und in die Gruppe der psychogenen Psychosen eingereiht zu werden, „in die Nähe jener anderen, ebenfalls querulatorische Züge annehmenden Krankheitsformen," weil die Anknüpfung der Wahnbildung an einen bestimmten äußeren Anlaß, an die gemütlich stark erregende, wirkliche oder vermeintliche rechtliche Benachteiligung ihn von den ihm sonst ähnlichen Paranoiaformen unterscheiden soll. Er ist damit in die nächsten Beziehungen zu den Gefängnispsychosen und den Unfallneurosen gesetzt worden. Es soll gleich vorweg genommen werden, daß diese jüngste (1915) Verrückung der psychiatrischen Systematik durch Kraepelin als keineswegs berechtigt anerkannt werden kann, schon, weil sich bei den in Frage stehenden Fällen von querulatorischer Verrücktheit stets noch andere, nach demselben Schema, aber unter der Form des Beziehungswahnes in die Erscheinung tretende Beeinträchtigungsideen nachweisen lassen (Hitzig), andererseits nach der Dauer und dem Fortschreiten des Krankheitsprozesses eine nähere Zusammengehörigkeit z. B. mit den Gefängnispsychosen nicht bestehen kann. Daß auch die letzteren wie viele andere „psychogene" Krankheitszustände das Symptom des Querulierens zeigen können, steht damit nicht im Widerspruch.

Überblickt man die Geschichte der Entwicklung und der Schwankungen des Paranoiabegriffes, so zeigt sich, wie schon erwähnt, daß die Umgrenzung des Begriffes wieder etwa zum Ausgangspunkte zurückgekehrt ist. Wohl ist unsere Ansicht von der Entstehung der Wahnideen, von ihrer affektiven Genese eine andere geworden, wohl kennt unsere heutige Auffassung einen sekundären Blödsinn nicht mehr, — auch in dieser Frage besteht noch keine Einigkeit (s. z. B. Ziehen) — aber der größte Teil der neuesten Autoren hat sich doch, im wesentlichen unabhängig voneinander, auf einem Boden zusammengefunden, der der Griesingerschen Definition des Paranoiabegriffes sehr nahe kommt. Wenn auch der Entwicklungsgang der Erkrankung selbst heute noch nicht abgeschlossen ist, so verlohnt es sich doch, eine Beschreibung der Paranoia zu geben, wie sie, fußend auf Kraepelins älterer Auffassung, doch getrennt von ihm durch die weitere Entwicklung, die sich in divergierenden Richtungen vollzogen hat, insofern Kraepelin zu einer fortgesetzten Einschränkung, andere Autoren zu einer Erweiterung des Begriffes gelangt sind, sich heute darstellt.

Begriffsbestimmung.

Die Paranoia ist charakterisiert durch die Ausbildung eines Systems von Wahnvorstellungen der Beeinträchtigung und der Selbstüberschätzung, das logisch aufgebaut und weiterentwickelt wird, im wesentlichen aus dem Rahmen normaler Möglichkeiten nicht heraustritt und bei unbegrenzter Dauer die psychische Gesamtpersönlichkeit des erkrankten Individuums bis zu dessen Tode, abgesehen von einer, durch die mehr oder minder weitgehende Einengung des Interessenkreises hervorgerufenen Einbuße an psychischer Anpassungsfähigkeit, nur im Sinne des Wahnes verändert, ohne daß es auf außerhalb des wahnhaften Vorstellungskreises liegenden Gebieten bei Fehlen von Komplikationen zu beständigen Störungen kommt. Das Leiden ist ein ausgesprochen chronisches, das aus inneren Ursachen heraus auf dem Boden einer eigenartigen psychischen Veranlagung, der paranoischen Konstitution, unter allmählich zu krankhafter Höhe sich entwickelnden Affekten oder meist eigenartigen Affektmischungen zu einer schleichend beginnenden, langsam fortschreitenden Verrückung des Persönlichkeitsbewußtseins gegenüber der Umwelt führt, wobei dasselbe trotz der im Laufe der Erkrankung sich ausbildenden starken egozentrischen Einengung doch die höheren ethischen Gemeinschaftsgefühle, wie sie das Verhältnis zur Familie, zu den Mitmenschen darstellen, nur in Ausnahmefällen verliert. Gelegentlich kommt es zu kurzdauernden transitorischen Zuständen von Erregung (auch mäßiger Verworrenheit?), meist unter dem Einflusse besonders zahlreicher und intensiver Sinnestäuschungen. Die Wahnvorstellungen, deren Grundidee in ihrem Kern absolut stabil, sich höchstens im Sinne des weiteren Ausbaues fortschreitend verändert, wozu mannigfache ausschmückende und erklärende Vorstellungen in häufigerem Wechsel, im Anschlusse an äußere Eindrücke, zum Teil unter dem Einflusse von Erinnerungsfälschungen oder Sinnestäuschungen, treten können, haben für den Kranken absoluten Realitätswert; sie beherrschen sein Denken und Handeln, soweit nicht alteingewurzelte, im vorpsychotischen Individualcharakter festgegründete Strebungen, mit denen aber bald eine innige Verbindung hergestellt wird, dem entgegen wirken. Zu einer völligen Umwandlung oder gar Zerrüttung der Persönlichkeit kommt es niemals. Die formale Ordnung und Klarheit des Denkens, Wollens und Handelns bleibt erhalten, da weder das Gedächtnis noch die Urteilskraft an sich geschädigt werden. Inhaltlich wird ein großer Teil des Denkens von den dominierenden Wahnvorstellungen in Anspruch genommen und demgemäß auch das Wollen und Handeln in die Richtung des herrschenden Wahnes abgedrängt. Auf dem einmal eingeschlagenen Wege schreitet aber sowohl das Denken für lange Zeit in einer auch für den Geistesgesunden verständlichen, logischen Weise weiter, als auch bleiben die daraus entspringenden Willensäußerungen mit den ihnen folgenden Handlungen durchaus geordnet und durchsichtig. Ebenso erleidet die Affektivität keine prinzipielle Änderung gegenüber dem vorpsychotischen Zustande, wenn auch entsprechend den pathologischen Vorstellungen, besonders aber den häufigen krankhaften Sinneswahrnehmungen eine stärkere Labilität der Affekte wie stets eine abnorme Höhe derselben sich findet. Sinnestäuschungen sind wohl in jedem Falle von Paranoia vereinzelt vorhanden; in einer Anzahl von Fällen beherrschen sie das Krankheitsbild, üben einen wesentlichen Einfluß auf dessen Weiterentwicklung aus, können die Wahnbildung auch einleiten.

Den Ausgang des unkomplizierten Leidens, das durch den Tod an Altersschwäche oder durch interkurrente Erkrankungen geendigt wird, bildet ein eigenartiges psychisches Siechtum, das durch die immer stärkere Verrückung der Stellung des Individuums zur Umgebung und die den Wahnvorstellungen entsprechend sich ausbildende Einengung der Interessensphäre sich charakterisiert, ohne daß es zu wirklicher intellektueller Einbuße, affektiver Stumpfheit oder ethischem Verfalle kommt. Nachdem er jahrzehntelang seinen Verfolgern gewehrt, die Verwirklichung seiner Größenideen erstrebt, für sein Recht gestritten hat, läßt der Paranoiker, zermürbt durch den steten Kampf, unter dem Einflusse meist früh und stark auftretender Alterserscheinungen, an Spannkraft nach, ohne seine Ideen, die er unverändert vorbringt, zu korrigieren, ohne gemütliche oder intellektuelle Verblödung, bis der Tod seinem Fürchten und Hoffen ein Ziel setzt.

Aus äußeren Zweckmäßigkeitsgründen wird dieses, in sich geschlossene Krankheitsbild im folgenden in drei Untergruppen zerlegt, die als Paranoia combinatoria, Paranoia hallucinatoria und Paranoia querulatoria zu bezeichnen sind. Die halluzinatorische unterscheidet sich dabei von der rein kombinatorischen Form durch die große Zahl, die Stärke und besonders durch den beherrschenden Einfluß, den die Trugwahrnehmungen verschiedenster Art und der verschiedensten Sinnesgebiete auf die Entstehung und Weiterentwicklung des Wahns ausüben. Eine prinzipielle Scheidung beider Formen besagt diese Einteilung nicht; bei der Paranoia combinatoria sind wohl stets im Verlaufe der Jahre mindestens vereinzelte Sinnestäuschungen nachzuweisen, die Paranoia hallucinatoria kann eine rein kombinatorische Genese der Wahnvorstellungen zeigen, Übergangsformen aller Art führen von der einen zur anderen Form hinüber. Die dritte Untergruppe, die Paranoia querulatoria endlich umfaßt eine Anzahl von Krankheitsbildern, die die eigenartige Richtung des Grundwahnes kennzeichnet, bei der aber stets auch andersartige Beziehungsideen, sowohl der Beeinträchtigung wie der Selbstüberschätzung im Verlaufe der Erkrankung nachweisbar werden. Gemeinsam ist allen drei Formen die Ätiologie, das Herauswachsen aus einer speziellen psychischen Konstitution, die Krankheitsentwicklung und der Krankheitsausgang, die deshalb zusammen besprochen werden.

Die paranoische Konstitution.

Die Paranoia entsteht aus einer eigenartigen seelischen Veranlagung heraus, die auch in der vorpsychotischen Zeit die Grundzüge des späteren Wahnes mehr minder ausgeprägt widerspiegelt; der Paranoiker wird geboren. Schon Sander fand, daß seine originäre Verrücktheit, die zwar sehr verschiedenartige, von der Paranoia im oben umgrenzten Sinne abweichende Krankheitszustände umschloß, in der Kindheit stille, zurückhaltende Individuen beträfe, durch deren Neigung zu phantastischen Träumereien Gedankenreihen entständen, die dem späteren Wahne die charakteristische Färbung gäben. In ihren späteren Lebensjahren entwickelten sie sich zu isolierten, affektierten, empfindsamen, reizbaren, im Verkehr scheuen, dabei schwärmerischen, idealistischen, energielosen, pedantischen Menschen, die leicht exaltiert, leicht verzweifelt, Sonderbarkeiten und bizarre Launen zeigten. Werner rechnete zu den für die Paranoia disponierten „einen großen Teil derjenigen Menschen, die, wie Maudsley sagt, an einer mangelhaften und unbeständigen Konstitution der Nervenelemente litten", die durch plötzliche sonderbare und triebartige Kapricen charakterisiert sind, Menschen, die man gewöhnlich eigentümlich oder verschroben nennt, bei denen man in vielen Fällen als Grund der Exzentrizitäten, die sie im Handeln, Fühlen und Denken zeigen, eine geistige Abnormität annimmt. Der Zänkische, Streitsüchtige wird Querulant, der Mißtrauische bekommt Verfolgungs-, der Hochmütige Größenideen, der Frömmler religiösen, der Erotische sexuellen Wahn. Friedmann sah die spezifische Geistesanlage des Paranoikers darin, daß dieser von früh auf Sklave seiner psychischen Erregbarkeit und seiner Affekte ist, daß er nicht lernt, sein Affektleben, sein Affekturteil hinreichend durch Gedankengänge in Perioden ruhiger Reflexion zu rektifizieren. Es handele sich um Menschen mit ernsthaftem Wesen und Zielen, dabei sehr empfindliche, stets mit sich beschäftigte Charaktere, die oft durch Mißgeschick verbittert, ein einsiedlerisches Leben führen und, zeitlebens verschroben, eine Schwäche der altruistischen Gefühle trotz normaler Urteils- und Denkkraft zeigen. Tiling fand, daß Hochmut, Empfindlichkeit, Leichtverletzlichkeit, Reizbarkeit und Rachsucht zum Querulanten, Hochmut verbunden mit Selbstvertrauen, Entschlossenheit, Ehrgeiz und Rücksichtslosigkeit zum Megalomanen disponieren. Gaupp hält von jeher gutmütige und bescheidene, wenig selbstsichere, ängstliche, bis zur Skrupulosität gewissenhafte, reflektierende, kritische Naturen für besonders zum paranoischen Wahne veranlagt. Eine spezielle lebhafte Art der Affektivität neben einem gelockerten Zusammenhang der Assoziationen oder eine Mischung von beidem fand Maier, eine angeborene Affektstörung auch Lehmann bei Individuen, die später der Paranoia anheimfallen.

Besonders eingehend hat sich Dieckhoff mit der von ihm als „Paranoesie" bezeichneten Denkweise dieser Gruppe von Psychopathen beschäftigt. Er fand eine Unfähigkeit, die äußeren Eindrücke immer in entsprechender Weise und in richtiger Wertschätzung zu verarbeiten, eine Mangelhaftigkeit der gegenseitigen Korrektur der einzelnen Empfindungen und Sinneseindrücke untereinander, daneben Verdrehtheiten, Neigung zu schiefen und einseitigen Urteilen und paradoxen Behauptungen, sprunghaften Gedankengang. Die Individuen sind von jeher phantastisch, träumerisch oder skeptisch, dünkelhaft, zaghaft, ängstlich, verschlossen, zur Einsamkeit geneigt, sonderbar, schwer verständlich; zu ihnen gehören die Sonderlinge, Originale, verdrehten Menschen mit ihren schiefen Auffassungen, barocken Ansichten und Urteilen, ihren bizarren Handlungen.

Kleist beschrieb eine „hypoparanoische Konstitution" als Grundlage der Involutionsparanoia, die zu der großen Gruppe abnormer Konstitutionen gehöre. Seine Kranken trugen meist schon in der vorpsychotischen Zeit den Stempel der späteren seelischen Veränderung in abgeschwächter Form an sich. In vieler Beziehung wertvolle Persönlichkeiten, tätige, gewissenhafte Menschen von unermüdlichem Fleiße, sparsam, aufopferungsfähig, gewandt, waren sie andererseits stets von sich eingenommen, eigenwillige, dabei häufig empfindsame, reizbare und mißtrauische Menschen. So mannigfach später in der ausgebildeten Psychose die Affektmischung jedes einzelnen Falles schillerte, so verschiedenartig nuanciert war die Affektkonstitution in der früheren Persönlichkeit, und auch die besondere Eigenart jeder paranoischen Psychose entsprach der persönlichen Färbung des vorpsychotischen Temperamentes, eine Übereinstimmung, die ebenso die nicht affektiven Eigenschaften betraf. Nirgends bedeutete die Psychose einen völligen Bruch mit der früheren Persönlichkeit. Im Gegensatze sei die frühere Ansicht Neissers erwähnt, die jede Verwandtschaft zwischen Individualität und Paranoia bestritt.

Nach Kraepelin kann von einer einheitlichen paranoischen Veranlagung vorderhand nicht die Rede sein, wenngleich die Kranken vielfach von vornherein deutlich persönliche Eigentümlichkeiten boten, wie reizbares, aufgeregtes, bisweilen rohes, gewalttätiges Wesen, oder aber Mißtrauen, Eigenwillen, Aberglauben, Ehrgeiz, Unstetigkeit, Willensschwäche, alles Eigenschaften, die ihnen die Einfügung in das Gemeinschaftsleben wesentlich erschweren müssen.

Köppen endlich fand mit Bezug auf den Querulantenwahnsinn, daß es sich in einem Teile der Fälle um von Jugend auf mit verbrecherischen Neigungen behaftete, vielfach vorbestrafte, rechthaberische Individuen handelte, die stets Lust am Skandal, am Denunzieren und Hetzen, Neigung, an anderen Fehler aufzudecken, zeigten. Daneben fand sich ein ausgesprochener Mangel konsequenter Lebensführung und damit die Unfähigkeit, eine feste Lebensstellung zu erringen und sich zu erhalten. Im Gegensatze dazu ergab nach Kraepelin die Vorgeschichte nur in wenigen Fällen, daß die an querulierender Paranoia Erkrankten bereits vor der Psychose streitsüchtig gewesen waren; meist war der die Krankheit auslösende Rechtsstreit der erste im Leben des Individuums, das nicht selten als im gewöhnlichen Verkehr ganz verträglich, wenn auch vielleicht etwas sonderbar bezeichnet wurde.

Nach den Schilderungen, die uns von dem Charakter der Paranoiker in ihrer vorpsychotischen Zeit gemacht werden, befällt die Paranoia meist intellektuell nur mäßig begabte, dabei sehr tätige, fleißige Persönlichkeiten, deren Gemütsleben bereits früh Zeichen abnormer konstitutioneller Veranlagung an sich trägt. Es handelt sich um eine besondere Gruppe aus dem großen Kreise der psychischen Degenerationen, deren Glieder in der Quantität und Intensität der Einzelerscheinungen wohl ihre persönliche Note erhalten, wobei im Anfange aber noch nicht zu erkennen ist, wohin die krankhafte Anlage steuert. Allmählich bildet sich aus dem „allgemeinen degenerativen Grundmyzel" (Alzheimer), wesentlich aus inneren Ursachen, unter dauernder Einwirkung äußerer Momente (Erziehung, häusliche Verhältnisse, Berufsstellung, Lebensschicksale usw.) die spezielle Tendenz zur paranoischen Denkweise heraus.

Die Unausgeglichenheit der gemütlichen Funktionen pflegt schon in jungen Jahren eine sehr große zu sein und sich auch im späteren Alter nicht zu vermindern. Es sind Individuen, die den Extremen zuneigen, die aber nicht, wie es man bei den zum manisch-depressiven Irresein Veranlagten findet, dauernde starke Schwankungen des Gemütslebens zeigen, sondern bei denen sich schon früh eine starke einseitige Denk- und Gefühlsrichtung ausbildet, die sich dafür um so mehr konsolidiert. Der Wandelbarkeit des Denkens, der Labilität der Affekte des Zyklothymen steht die dem einseitigen Extrem zuneigende, mehr solide Gemüts- und Charakterausbildung der paranoischen Konstitution gegenüber. Die einen Individuen sind von Jugend auf hochmütig, überlegen, rechthaberisch, herrisch, ehrgeizig, zeigen große gemütliche Reizbarkeit, Launenhaftigkeit und erhöhtes Selbstbewußtsein, vertragen keinen Tadel. Die anderen sind stets gutmütig und bescheiden, sehr empfindsam, furchtsam und schüchtern, dabei meist träumerisch und phantastisch. Wieder andere sind mißtrauisch, sehr empfindlich im Ehrgefühl, dabei eigenwillig und selbstbewußt, neigen zu strenger Kritik ihrer Mitmenschen. Andere sind religiös, bigott-fromm, grüblerisch, asketisch, abergläubisch. Viele zeigen schon frühzeitig einen Hang zur Einsamkeit, sind verschlossene, schwer verständliche Naturen, mit denen sich in gemütlichen Kontakt zu setzen unmöglich ist, fast allen ist ein sehr geringer Grad von Selbstsicherheit trotz starker Betonung des Ichbewußtseins eigen. In sexueller Beziehung erscheinen sie meist äußerlich frigide oder aber unentschlossen in der Wahl, anspruchsvoll und sprunghaft in ihren Neigungen.

Es sind demnach Individuen, die schon von Jugend auf sich in den Rahmen des Gesellschaftskreises, in dem sie stehen, nicht einzufügen vermögen, sei es, daß sie über ihn hinausstreben, sei es, daß angeborene Eigenschaften ihnen den Verkehr mit den Mitmenschen überhaupt erschweren bzw. unmöglich machen. Bei den meisten findet ferner das Ichgefühl eine besondere Betonung, insofern dasselbe über Gebühr in den Vordergrund tritt; die Sehnsucht nach Hohem und Großem, das geheime Drängen nach kühner Betätigung (Kraepelin) muß schon frühzeitig zu Konflikten mit der Umgebung, meist schon gelegentlich der Erziehung führen, die für die weitere Ausbildung der einseitigen Affektivität und Denkweise von größter Bedeutung ist. Gelingt es den nächsten Angehörigen aber vielleicht noch, sich in gemütlichen Rapport mit dem Kinde zu setzen und mildernd auf dessen eigenartiges Auffassungs- und Gemütsleben einzuwirken, so tritt die Krisis ein, sobald das Individuum des häuslichen Schutzes entbehren und auf eigenen Füßen stehen muß. Es vermag sich nicht anzupassen, das für das Gemeinschaftsleben dringend notwendige Abschleifen der Einzelglieder aneinander ist ihm unmöglich, die Konflikte mit der Umgebung mehren sich, eine starke Verdrossenheit und Verbitterung tritt ein; es kommt zu äußerlicher Zurückgezogenheit, Einkapselung in die eigenen Ideen, damit zur Verstärkung der ursprünglichen Gefühls- und Charaktereigenschaften, deren durch die Umwelt ungehinderte Ausbildung eine Hypertrophie derselben mit sich bringt. Damit sind die Möglichkeiten gegeben, die die paranoische Denkweise zur Paranoia werden lassen, die aus dem natürlichen, angeborenen Charakter des Individuums, in dem sie bereits präformiert liegt, herauswächst. Die Individuen werden zu phantasievollen Träumern, mißtrauischen Kleinigkeitskrämern, Hagestolzen, ekstatischen Frömmlern, Leuten mit übertriebenem Rechtsgefühl und dabei stark ausgeprägtem Persönlichkeitsbewußtsein, mit anderen Worten zu Sonderlingen und Originalen, die schon der Laie als verdrehte Menschen bezeichnet, die durch ihr schrullenhaftes Wesen, ihre schiefen Ansichten und Urteile, ihre schwer verständlichen, aus dem Rahmen des gewöhnlichen herausfallenden Handlungen, durch ihre eigenartigen Neigungen in positiver wie negativer Richtung auffallen.

Ein nach den eigenen Erfahrungen verhältnismäßig kleiner Prozentsatz der Paranoiafälle entsteht auf der Grundlage eines geringen bis mäßigen angeborenen Schwachsinns. Die Annahme Hitzigs, daß die Kritiklosigkeit des Paranoischen gegenüber den eigenen Wahnideen ein Ausdruck „intellektueller Schwäche" sei und daß, da dieselbe die Ursache der Wahnbildung darstellt, die Paranoia stets ein Ausdruck von Geistesschwäche ist, wenigstens stets auf dem Boden einer zerebralen Invalidität entstände, die Jung, Salgo, Schneider mehr weniger bestätigten, ist sicher zu weit gegangen, selbst wenn man dem Begriffe der geistigen „Schwäche" eine außerordentlich weite Umgrenzung gibt. Der Ausdruck Geistesschwäche muß für die intellektuellen Minderwertigkeiten vorbehalten bleiben, die sicherlich nur bei einer geringen Anzahl von Paranoikern nachzuweisen sind, während ein anderer Teil gerade zu den intelligenteren Menschen gehört. Auf diese Frage wie auf die Schwierigkeiten, die dem Nachweis einer zerebralen Invalidität bei der Paranoia entgegenstehen, soll weiter unten gelegentlich der Besprechung des Ausganges der Erkrankung näher eingegangen werden.

Aus den obigen Ausführungen geht bereits die große Bedeutung hervor, die die Affektivität in der paranoischen Konstitution und ihrer Weiterbildung besitzt. Schon Ganser zeigte, daß Wahnvorstellungen plötzlich oder allmählich aus Stimmungen entstehen können; besonders begünstigt nach seiner Ansicht der Affektzustand der unbestimmten Unruhe, des Mißtrauens und Verdachtes, das Gefühl der Insuffizienz, Angst, Ratlosigkeit, Erregung, gespannten Erwartung die depressive Wahnbildung. Moeli fand häufig einen primär veränderten Affektzustand wie Unruhe, Mißtrauen und Empfindlichkeit im Beginne der Paranoia. Nach Sandberg entsprechen die Wahnideen dem Affekte, aus dem sie geschlossen werden; die Kleinheitsidee der Depression, die Größenidee der Euphorie und die Verfolgungsidee dem Mißtrauen. Im Gegensatze dazu sprach sich Linke dahin aus, daß der Affekt der gespannten Erwartung, „der objektlose Erwartungsaffekt" die primäre Gefühlsstörung im Beginne der Paranoia bilde, ein Affekt, der als ein physiologischer anzusehen sei, solange er ein Objekt hat und die Höhe des Affektes dem Werte des Objektes entspricht, der aber zum pathologischen werde, sobald das den Affekt hervorrufende Objekt bedeutungslos ist oder aber überhaupt fehlt. Dabei tritt die Wahnidee in dem Momente hervor, wo der Mensch das Bewußtsein der primären Natur der ihn beherrschenden Spannung verliert. Zunächst ist nur das lästige spannende Gefühl, daß etwas in der Luft liegt, vorhanden; der Paranoiker kämpft in dieser Periode noch gegen die Annahme einer Veränderung der Außenwelt. Allmählich wird dann der Affekt auf die Außenwelt projiziert. Wernicke nahm an, daß seine zirkumskripten Autopsychosen oder fixen Ideen aus überwertigen Vorstellungen, Eigenbeziehung und gesteigerter affektiver Erregbarkeit bei intaktem Bewußtsein entstehen. Specht trat für die Entstehung der Paranoia aus dem Mischaffekte des Mißtrauens ein. Pick hält dagegen ähnlich wie Linke nicht einen besonderen Affekt, sondern die unbestimmte Unruhe oder, allgemeiner ausgedrückt, den Erwartungsaffekt für die Grundlage der krankhaften Eigenbeziehung. Das Bestehen einer mißtrauischen Verstimmung im Beginne der Paranoia fanden auch Störring und Margulies, die letzterer aus dem Affekte der unbestimmten Unruhe entstehen läßt. Nach Kleist sind die Wahnvorstellungen in ihrer ganz überwiegenden Mehrzahl an krankhafte Veränderungen des Affektlebens geknüpft; die Stimmungslage ist dabei eine zusammengesetzte, wie bei Ängstlichkeit, Argwohn, Mißtrauen, Zorn, Entrüstung, Erbitterung, Rachsucht, Eifersucht. Eine krankhafte Affektüberfülle, wie sie sich bei psychisch Minderwertigen findet, nimmt Schneider für die Ursache der Urteilstrübung, aus der paranoische Ideen entstehen können, in Anspruch; auf die Beeinträchtigung der Fähigkeit zu sachlichem Abwägen durch gemütliche Spannungen weist Kraepelin hin. Schultze meint, daß dem Affektreichtum auch der Ideenreichtum entspräche. Von den neueren Autoren hält nur Moravcsik den affektiven Faktor in der Genese der paranoischen Ideen für sekundär.

Alles, was von den Autoren als für die Paranoia grundlegender Affekt angesprochen worden ist, ist eigentlich gar kein Affekt, sondern ein Gemütszustand mit intellektuellen Komponenten, der seinerseits von Affekten, meist einer Affektmischung, die an sich wieder mannigfach zusammengesetzt sein kann, begleitet wird. Für das Mißtrauen hat Bleuler das nachgewiesen. Dasselbe gilt aber auch für den „Affekt" der gespannten Erwartung, der allgemeinen inneren Unruhe u. a., die als grundlegende Stimmungsanomalien aufgefaßt wurden. Allerdings pflegen diese Zustände von derartig starken Affekten begleitet zu sein, sie sind so wenig denkbar ohne diese starke Affektbetonung, daß derselben überragende Bedeutung an ihrem Zustandekommen beigemessen werden muß, so daß in letzter Linie doch der Affekt, der die genannten seelischen Zustände hervorbringt und begleitet, als die Stimmungslage, das Denken, Wollen und Handeln des Paranoikers in der Zeit vor der Wahnbildung und während der Wahngenese beherrschend angesehen werden muß.

Von den genannten psychischen Zuständen ist in der Tat in vielen Fällen ein starkes, mehr minder begründetes Mißtrauen schon das Hauptzeichen der paranoischen Konstitution; noch häufiger wird es in der Zeit vor der Konzeption der ersten Wahnidee durch den Paranoiker als Begleiterscheinung der sich herausbildenden krankhaften Eigenbeziehung angetroffen. Der Grad dieses Mißtrauens schwankt; meist steigert es sich von einem noch als normal anzusehenden zu pathologischer Höhe in langsamer Progression. Mit ihm wächst der begleitende Affekt, in dem die Unlustkomponente bei weitem überwiegt, wenn es sich auch nicht um einen reinen Unlustaffekt handelt. Im Anschluß an Situationen, in denen ein gewisses Mißtrauen berechtigt ist, in Lebensverhältnissen, die mit großer Spannung des Selbstbewußtseins wenigstens subjektiv ungenügende äußere Anerkennung einhergehen lassen (z. B. Gouvernanten, Lehrer), kommt es zur Ausbreitung desselben auf die gesamte Außenwelt, zur Irradiation des begleitenden Unlustaffektes, und in diesem Momente ist die Entwicklung von Beeinträchtigungsideen nur noch eine Frage der Zeit.

Bei den geschilderten hochmütigen, selbstbewußten, rechthaberischen, ehrgeizigen Naturen birgt die egozentrische Charakterausbildung eine besondere Affektbetonung aller Ereignisse, die jeder Mensch im Lichte seines derzeitigen Affektzustandes sieht, in sich. Diese Individuen befinden sich in dauernder Oppositions- und Kampfesstimmung; eine zornige, stets angriffsbereite Reizbarkeit ist vorherrschend. Die Kampfesstimmung ist meist von einem Mischaffekt der Lust und Unlust begleitet, letztere entstanden infolge der darin enthaltenen, zum Teil unbewußten Abwehr geheimer aus dem Erwartungszustande sich ergebender Befürchtungen. Es pflegen sich auch bei diesen Individuen, sofern die paranoische Konstitution zur Paranoia wird, Verfolgungsideen zu entwickeln, die sich aber sofort oder doch bald mit Größenvorstellungen innig verbinden. Zur Entstehung der Wahnideen führt hier die Ausbreitung der krankhaften Affektmischung auf alle psychischen Vorgänge und meist eine weitere Steigerung der Betonung des Ichbewußtseins.

Daß bei den religiösen, bigott-frommen, grüblerischen, zur Ekstase neigenden Personen ein Affekt grundlegend und ausschlaggebend ist, bedarf keiner weiteren Erörterung. Unsere ganze Religion wendet sich ja nicht an die Intelligenz des Menschen, sondern an sein Gefühlsleben, an seine Affektivität; verstandesmäßig ist nichts davon zu begreifen außer der Hoffnung des Menschen auf ein besseres Jenseits nach der Not und Trübsal dieses Lebens und seinem Streben danach. Schon darin liegt wieder die außerordentlich starke und wirksame Lustkomponente des religiöse Dinge begleitenden Affektes, die zum religiösen Größenwahn disponiert. Nur in selteneren Fällen überwiegt der Unlustaffekt infolge der Besorgnisse wegen der eigenen Sündhaftigkeit, der zu entsprechenden Ideen der Versündigung führt. Es zeigt sich hier wieder, daß dieselbe Veranlagung je nach der Affektbetonung zu entgegengesetzten Wahnvorstellungen führen kann, ein weiterer Beweis für die ausschlaggebende Rolle, die die Affektivität in der paranoischen Konstitution und ihrer Weiterbildung zur Paranoia spielt.

Noch weniger als eine Erörterung der Bedeutung der Affektivität bei den religiösen Schwärmern ist eine solche für die Sexualität des Menschen notwendig. Auch hier wird es je nach der Affektkomponente, die in der Sexualität der zur Paranoia disponierten Individuen überwiegt, zu Beeinträchtigungsideen, speziell dem Eifersuchtswahn, oder zu erotischen Selbstüberschätzungsvorstellungen kommen. Daß dabei im ersteren Falle, wie besonders nach den Erfahrungen, die an andersartigen Kranken, den Alkoholikern, gemacht sind, wahrscheinlich tatsächliche Veränderungen der geschlechtlichen Funktionen, Abnahme der sexuellen Potenz trotz großer Begehrlichkeit, bzw. eine beginnende Frigidität zugrunde liegen, ist unwesentlich. Die auf die lebhafte Sexualität gerichtete individuelle Anlage mit ihrer außerordentlich starken Affektbetonung ist doch als das Ausschlaggebende zu betrachten; die Rolle, die der Alkohol mit seiner das Gemütsleben besonders reizenden Wirkung beim Eifersuchtswahn des Trinkers spielt, gibt bei dem Paranoiker die angeborene pathologische Affektlage ab.

Das Gemütsleben der bescheidenen, empfindsamen, schüchternen, dabei träumerischen und phantasiereichen Naturen ist von einem Gemisch von Lust- und Unlustaffekten begleitet. Es ist jedoch gewöhnlich, daß diese Individuen trotz der vielen Enttäuschungen, die sie infolge ihrer gänzlichen Unfähigkeit, sich und ihrer Tätigkeit die Anerkennung zu verschaffen, die ihnen gebührt, erleben, nicht dem Beeinträchtigungswahn sondern dem primären Größenwahn zutreiben. Besonders ein großer Teil der krankhaften Erfinder geht aus dieser Gruppe paranoischer Konstitutionen hervor, die jahrzehntelang still für sich ihren Ideen nachhängen, sie ausarbeiten und zu vervollkommnen suchen, unbekümmert um zahlreiche Enttäuschungen, um die Sorge um das tägliche Brot an ihren Stern und ihr Talent glauben, oft, ohne daß es bis zu ihrem Ende zu dauernden Beeinträchtigungsideen kommt.

Ein Mischaffekt beherrscht die Individuen, die zur querulierenden Verrücktheit disponiert sind, mit ihrer aus Mißtrauen, Kleinlichkeit und Verbohrtheit, Eigenwilligkeit und Selbstbewußtsein gepaart mit großer Empfindlichkeit des eigenen Ehrgefühls zusammengesetzten Charakteranlage. Bei dieser Art von krankhafter Veranlagung ist die unlustbetonte Affektseite die überwiegende; es pflegen sich deshalb neben dem Gefühle der Kränkung des eigenen Rechtes stets noch andere Beeinträchtigungsideen herauszubilden, während die verborgenen Selbstüberschätzungsvorstellungen erst in späteren Stadien des Leidens hervortreten.

Die paranoische Konstitution wächst sich so unter dauernder Führung der Affekte aus den Zeichen der allgemeinen degenerativen Psychopathie in der Kindheit aus und macht die Menschen, denen sie anhaftet, mit der Zeit zu asozialen Individuen, die für das Gemeinschaftswesen unbrauchbar, einsiedlerisch dahinleben, keinen Verkehr, häufig nicht einmal mit den nächsten Angehörigen pflegen, in ihrer Beschäftigung versimpeln, auch wenn sie auf diesem einseitigen Gebiete, oft gerade durch das völlige Sichversenken in die spezielle Materie, zu dem sie durch ihre Veranlagung geneigt sind, hervorragendes leisten, zu Sonderlingen, Originalen werden, ohne daß sie zu den Geisteskranken zu zählen wären. Eingekapselt in sich selbst, behütet von irgendeinem alten Faktotum, das ängstlich jede Störung von außen abzuhalten sucht, dabei sich oft auf dem Wege der psychischen Induktion die Denkart des Herrn zu eigen macht, vielfach die Liebe und Freundschaft, die sie den Mitmenschen versagen, auf ihre Haustiere übertragend, stets beschäftigt mit ihren Lieblingsideen, ihrem Lieblingsstudium, ihren Sammlungen, ihren Erfindungen, nehmen sie an ihrer Umgebung, die sie mit äußerstem Mißtrauen beobachten, keinen Anteil und werden so infolge der persönlichen Färbung ihrer Beziehungen zur Außenwelt einseitig und schief in Ansichten und Urteilen, eigenartig in ihren Gefühlen, bizarr in ihren Handlungen. Derartige Individuen sind verhältnismäßig nicht selten; sie zeigen den höchsten Grad der paranoischen Konstitution, sie stehen ein Leben hindurch auf des Messers Schneide zwischen psychischer Gesundheit und Krankheit, befinden sich sozusagen ihr ganzes Leben lang auf dem Wege zur Paranoia, so daß oft schwer zu entscheiden ist, wo die Sonderbarkeit aufhört, wo die Paranoia beginnt.

Doch nur ein Teil derartiger Individuen bleibt auf dieser erträglichen Stufe paranoischer Denk- und Handlungsweise stehen; in einem anderen kommt es zur Entstehung von eigentlichen Wahnvorstellungen und damit zur Paranoia. In weiterer Ausbildung der der paranoischen Konstitution eigentümlichen Reaktionsweise, die den Beziehungsideen den Boden bereitet, tauchen Ideen der Beeinträchtigung, der Größe auf, oder aber es kommt zu den eigenartigen, als querulierende Paranoia bezeichneten Beeinträchtigungsvorstellungen auf rechtlichem Gebiete verbunden mit andersartigen Beziehungsideen.

Die Entwicklung der Paranoia.

Nachdem durch jahrelange, schleichend fortschreitende Weiterentwicklung der paranoischen Konstitution ohne eigentliche Umwandlung der Persönlichkeit, ohne daß es an einer Stelle zu einem Bruche mit den individuellen Charaktereigenschaften, die jedoch oft karikaturenhaft verzerrt werden, kommt, sondern nur durch eine Verrückung des Standpunktes der im Kern unveränderten Gesamtpersönlichkeit zur Umwelt unter dauernder Begleitung und Führung sehr lebhafter Affekte der krankhafte Gemütszustand und die abnorme Denkweise eine gewisse Höhe überschritten hat, bildet sich langsam eine pathologische Affekthöhe heraus, die jedes Erlebnis, jede Empfindung, ja die eigenen Gedanken in dem besonderen Lichte dieses Affektes erscheinen läßt. Die Entstehung der ersten Wahnidee aus diesem gespannten Gemütszustande und damit der Beginn der paranoischen Erkrankung erfolgt meist wieder unter Verhältnissen, die eine große Einwirkung auf die Affektivität haben, in denen innere oder häufiger äußere Ursachen die schon gegebenen Affekte noch verstärken bzw. einen Affektsturm verursachen. Die Lebensschicksale spielen dabei eine große Rolle, sie geben dem Wahne den Inhalt, während die Wahnform in der paranoischen Anlage begründet liegt (Friedmann). Dahin gehört die materielle Sorge und Not, die die Kranken vielleicht schon der der krankhaften Anlage entsprossenen eigenartigen Handlungsweise zu verdanken haben, die sie über ihren religiösen Grübeleien, ihren Basteleien, der Verfolgung ihrer Rechtsstreitigkeiten das Notwendigste versäumen läßt. In dem Augenblicke, in dem der Konkurs unabwendbar ist, der Gerichtsvollzieher zur Pfändung erscheint, wird der Wahn offenbar. Ein weiteres auslösendes Moment ist die Strafhaft mit ihrer überaus starken Affektbetonung, die eventuell Delikte zur Grundlage haben kann, die durch die selbstherrliche, überenergische, keine Autorität anerkennende Veranlagung verschuldet sind. Das Berufsleben, besonders Konflikte in Stellungen, in denen das Individuum sich nicht wohl fühlt (Gouvernantenwahn), Unglücksfälle, die dem Kranken unter Umständen zugleich den letzten Halt nehmen (Tod der Eltern u. a.), schreckenerregende Ereignisse (Eisenbahnzusammenstöße, Erdbeben), enttäuschte Liebeshoffnungen, die an sich bereits einer krankhaft gesteigerten Erotik entstammen, haben die gleiche Wirkung. Daß auch der Unfall das Bestehen einer Paranoia offenbaren kann, wobei dann neben ihm als auslösendem Moment die Psychopathie berücksichtigt werden muß, betont Tintemann. Dem Querulanten gibt der erste wirkliche Rechtsstreit, der schon durch die abnorme Konstitution bedingt sein kann, der zu seinen Ungunsten verläuft, der vielleicht wirklich einen Rechtsirrtum bedeutet, mit seiner starken affektiven Komponente den Anlaß zur Bildung wahnhafter Beeinträchtigungsideen. Schließlich dürfte auch ganz andersartigen Einflüssen, wofern sie nur die Affekte in besonders starker Weise in Mitleidenschaft ziehen, eine auslösende Rolle bei der Entstehung der ersten Wahnidee zuzuschreiben sein, wie z. B. einer kurz dauernden Periode extremen Alkoholgenusses. An dieser Stelle ist auch des Einflusses plötzlich aufschießender Sinnestäuschungen zu gedenken, die ihrerseits auf dem Boden der krankhaften paranoischen Veranlagung entstehen, die aber als erstes wirkliches Krankheitszeichen den Verfolgungs- oder Größenideen den Eintritt ins Bewußtsein ermöglichen.

Nicht immer ist eine derartige auslösende Ursache zu ermitteln; es gibt Fälle, in denen die erste Wahnidee sich anscheinend schleichend entwickelt, ohne daß es möglich wäre, außer der langsamen psychopathischen Umwandlung der Denk- und Handlungsweise nachträglich ein wirksames Moment herauszufinden. Ganz abgesehen davon, daß die Vorgeschichte auch in dieser Beziehung oft im Stiche läßt, daß zwischen dem auslösenden Ereignis und dem sichtbaren Hervortreten der ersten Wahnidee eine größere Spanne Zeit liegen kann, wie das Merklin häufig fand, ist anzunehmen, daß innere Affektstürme, die infolge der eigenartigen Gedankenreihen derartiger Individuen auftauchen, die gleiche Wirkung haben wie äußere affektive Einflüsse. Die Entstehung der ersten Wahnidee aus Sinnestäuschungen und ekstatischen Zuständen (Ergriffenheit, Ziehen) heraus würde den Übergang zu den äußeren veranlassenden Momenten darstellen. Daß die Ursache der ersten Wahngenese zuweilen eine ganz unbedeutende, zu ihren Folgen in keinerlei Verhältnis stehende sein kann, erklärt sich daraus, daß es bei der allgemeinen krankhaften Höhe der Affektivität und der krankhaften Veranlagung des ganzen Gemütslebens oft nur eines kleinen Anstoßes bedarf, um das seelische Gleichgewicht völlig zu stören und zur „katathymen" (Maier), d. h. durch Wunsch- und Angsteffekte oder ambivalente Strebungen im Zusammenhange mit bestimmten Vorstellungskomplexen bewirkten Wahnbildung zu führen. Maier unterscheidet deshalb zwei Gruppen von zur Paranoia disponierten Individuen; einmal solche mit angeboren unklaren Vorstellungen, über die die Affekte leicht überwiegen können, andererseits solche mit normaler Intelligenz, die aber eine angeborene sehr lebhafte Affektivität mit großer Tenazität haben. Mangelhaftigkeit der Verstandestätigkeit und krankhafte Affektanlage stehen so in bestimmtem gegenseitigen Verhältnis und können sich bei der Vorbildung des zur Wahngenese geeigneten Bodens wie bei dieser selbst bis zu einem gewissen Grade ergänzend vertreten. Interessant ist in diesem Zusammenhange die Ansicht Kreusers, daß für die chronische Paranoia nur kleine Ursachen wirksam wären, da sonst ein Sturm im Bewußtsein oder in den Affekten entstehen würde, der zu einem ganz anderen Krankheitsbilde führen müßte; auch Kraepelin schreibt den letzten entscheidenden Anstoß zur Anerkennung des Wahnes nicht selten an sich ganz unbedeutenden Vorgängen zu. Auf Grund dieser ersten wahnhaften Störung der Vorstellungssphäre verliert das Individuum mehr weniger die Fähigkeit, neu erworbene Vorstellungen mit den älteren harmonisch zu verbinden, weil die krankhafte Idee „überwertig“ ist, das ganze Denken beherrscht, so daß neue, besonders der wahnhaften Vorstellung entgegenstehende Erfahrungen nicht aufgenommen werden und damit eine Korrektur der Wahnideen unmöglich wird. Eine solche Bedeutung können nur Vorstellungen erlangen, die sich an ein stark affektbetontes Ereignis anschließen, wie auch Forster betont. Ähnliches nehmen auch Bleuler und Maier an, wenn sie die Bedeutung der „Komplexe“ in der Paranoia hervorheben; allerdings sind derartige Komplexe keineswegs Ursache der Paranoia an sich, sondern nur Kristallisationspunkte der einzelnen Wahnvorstellungen, die allein ja das Wesen der Erkrankung nicht ausmachen, sondern nur ihr hervorstechendstes Symptom darstellen.

Daß durchaus nicht immer gefühlsbetonte Komplexe an der Wurzel der paranoischen Wahnideen sich finden, betont auch Berze, der dabei allerdings in der Störung der Affektivität bereits einen Folgezustand der Einwirkungen der krankhaften Vorstellungen sieht, die ihrerseits einem Versagen der Apperzeption, also des Vorganges, „durch welchen irgendein psychischer Inhalt zu klarer Auffassung gebracht wird,“ ihre Entstehung verdanken, so daß das psychische Leben des Individuums sich mehr in einem unterbewußten oder halbbewußten Zustande abspielt. Daß eine derartige Störung mit ihrer Steigerung des Gefühles des Erleidens, des widerstandslosen Hingegebenseins an fremden Einfluß und Willen, aus dem der Wahn des „Geschädigtseins“ und weiter der Beziehungs- und Verfolgungswahn entstehe, für die Paranoia pathognomonisch sei, ist allerseits bestritten worden.

Die Affektrichtung, die diese stark gefühlsbetonten Ereignisse zeigen, ist für die Richtung des durch sie ausgelösten Wahnes anscheinend völlig bedeutungslos. Stark unlustbetonte Momente können sowohl die Ursache von Verfolgungs- wie von Größenideen werden, der Tod geliebter Personen, die Strafhaft wie ein freudiges Ereignis können zum Ausbruch des Größen- wie des Verfolgungswahnes führen. Es kommt nur auf den Eintritt einer Gemütserschütterung, eines Affektstoßes an sich an, von dessen Richtung aber die Richtung des Wahnes unabhängig ist. Die letztere ist nur in der vorpsychotischen paranoischen Veranlagung mit der ihr eigentümlichen Affektrichtung begründet, sie entwickelt sich aus den schlummernden Leidenschaften des Ichkomplexes heraus (Tiling). Wenn aber im Beginne der Wahngenese dennoch durch die überwältigende Stärke der den Wahn auslösenden Gemütserschütterung diese auf die Wahnfabel einen geringen Einfluß erlangt, so ist derselbe stets ein vorübergehender und macht in kurzem unter Abblassen der entstandenen Beziehungsideen dem in der Konstitution verborgen gelegenen Wahne Platz.

Es geht aus den obigen Ausführungen hervor, daß bei dem Ausbruch der Paranoia psychogene Momente als auslösende Ursache anzuschuldigen sind, und es sei deshalb an dieser Stelle die Frage erörtert, ob wir es bei der Paranoia mit einer eigentlichen Krankheit, d. h. mit einem zu irgendeinem Zeitpunkte des Lebens einsetzenden krankhaften Prozesse, der in das psychische Leben zerstörend und verzerrend eingreift und etwas Neues im psychischen Geschehen darstellt, zu tun haben, oder ob es sich nur um die folgerichtige Weiterbildung einer abnorm veranlagten, eigenartigen Persönlichkeit, die unabwendbar ist, und um deren Reaktion auf die verschiedenen, im Laufe des Lebens sie treffenden psychogenen Insulte handelt.

Schon Tiling nahm an, daß die chronische Paranoia fast ohne das Hinzutreten eines fremden, neuen Momentes aus dem natürlichen angeborenen Charakter des Individuums herauswachse. Jelgersma rechnet die Paranoia zu der Gruppe der Keimpsychosen, die bei einer von Anfang an defekten Anlage entstehen, deren Ausbruch aber durch ungünstige Lebensverhältnisse in ihrem Auftreten beschleunigt, in ihrer Intensität erhöht werden können. Die Symptome fügen sich in das Schema der normalen psychischen Prozesse, sind quantitativ, nicht qualitativ von den normalen Geisteszuständen verschieden, zeigen alle möglichen Übergänge zur Norm und einen mehr weniger psychogenen Charakter. Die psychogene Entstehung der paranoischen Ideen auf endogenem Boden betont auch Schnizer. Die Heidelberger Schule, an der Spitze Wilmanns, betrachtet die echte Paranoia und den Querulantenwahn nicht als Erkrankungen im engeren Sinne, sondern vielmehr als „die auf ein mehr oder weniger affektbetontes Erlebnis hin einsetzende Verirrung der Entwicklung bestimmter Degenerationsformen“. Auch Boege möchte die Paranoia in die Gruppe der konstitutionellen Psychopathien einordnen. Kraepelin schreibt ebenfalls der Paranoia in gewissem Sinne eine psychogene Entstehungsweise zu, insofern bestimmte Lebenserfahrungen einen maßgebenden Einfluß auf die Gestaltung des Wahnsystems gewinnen können. Er glaubt dabei, daß es zur paranoischen Wahnbildung infolge von durch teilweise Entwicklungshemmungen bedingten Unzulänglichkeiten der Verstandesarbeit komme, die gewisse ursprüngliche Denkgewohnheiten, die sonst mit der Reifung der geistigen Persönlichkeit mehr und mehr überwunden würden, dauernd fortbestehen lassen und bei entsprechender gemütlicher Veranlagung allmählich jene Verfälschung der Lebensanschauungen bedingen, die die Paranoia kennzeichnet. Er schließt, daß ein ausschlaggebender Grund für die Annahme eines Krankheitsvorganges als Ursache der Paranoia nicht vorhanden ist, daß es sich bei derselben vielmehr um die natürlichen Umwandlungen, denen eine psychische Mißbildung unter dem Einflusse der Lebensreize unterliegt, handelt. Er weist auf die vielen gemeinsamen Züge hin, die die Wahnbildung des Paranoikers mit dem unentwickelten Denken des Kindes bzw. der auf tieferer Kulturstufe stehenden Völkerschaften hat.

Daß die Paranoia eine exquisit degenerative Geistesstörung ist, ist bereits wiederholt betont worden; ebenso ist auseinandergesetzt, daß die degenerative Veranlagung, die als paranoische Konstitution bezeichnet wurde, in langsamer Steigerung bis zu dem Punkte sich entwickelt, auf dem mit der ersten Wahnidee die Paranoia entsteht. Wenn trotzdem die Paranoia als ein selbständiger Krankheitsprozeß aufzufassen und von der allgemeinen psychischen Degeneration zu trennen ist, so geschieht das, weil einmal die Denkweise des ausgebildeten Paranoikers von der des Geistesgesunden doch durch eine tiefe Kluft getrennt ist, die in der Entwicklung der Paranoia an der Stelle liegt, wo die erste wirkliche Wahnvorstellung auftaucht, andererseits dieses Auftauchen wirklicher Wahnvorstellungen aus den allgemeinen Beziehungsideen heraus wohl stets mehr minder plötzlich erfolgt, daß äußeren Umständen in der Mehrzahl der Fälle ein entscheidender Einfluß auf die erste Wahngenese zuerkannt werden muß. Auch die Haftpsychosen, auf die vielfach zum Vergleiche hingewiesen worden ist, sind schließlich echte, vorübergehende Krankheitsprozesse, nach deren Ablauf wieder der psychische Status quo ante erreicht wird, auch wenn dieser bereits eine abnorme seelische Verfassung bedeutet. Die ausgebildete Paranoia einfach als eine psychische Mißbildung zu betrachten, geht nicht an; eine psychische Mißbildung ist die paranoische Konstitution, der paranoische Keim, mit dem viele Individuen ein Leben lang behaftet sind, aus der die Krankheit Paranoia aber nur in vereinzelten Fällen herauswächst. Aus demselben Grunde ist es auch nicht angängig, eine Paranoia der Degenerierten von einer solchen nicht degenerierter Individuen zu unterscheiden, worauf schon Mercklin hinwies. Die Paranoia ist demnach ein Krankheitsprozeß, der mit der Bildung wahnhafter Vorstellungen beginnt, der die Berichtigung dieser falschen Ideen verhindert, häufig auch die normale Wahrnehmungsfähigkeit beeinträchtigt und unter dem dauernden Einfluß des Wahnes die Denkweise und das Fühlen des erkrankten Individuums fortschreitend verändert; erwachsen ist er auf der Grundlage einer angeborenen psychischen Mißbildung, aus der die Erkrankung unter der Einwirkung gemütlicher Erschütterungen, also äußerer psychogener Momente sich entwickeln kann, ohne daß das eine Naturnotwendigkeit wäre. Daß infantile Züge (Dromard) im Bilde der Paranoia erscheinen, entspricht dem Vorhandensein der seelischen Entartung, die stets mit ihrer schwärmerischen, idealistischen Weltauffassung, ihrem sprunghaften Denken, ihrem wechselvollen Wollen und Handeln, ihrer Ablenkbarkeit und geringen Konzentrationsfähigkeit dem Denken, Fühlen und Handeln des Kindes nahe steht. Diese kindlichen Züge der psychopathischen Konstitution legt die ausgebildete Paranoia besonders in dem Punkte der Unbeständigkeit und des Mangels an Konzentrationsfähigkeit ab, die der einseitigen Verbohrtheit in die eigenen Ideen, der Stabilität der Vorstellungen, der starken egozentrischen Konzentration Platz machen. Diese letzteren Züge, die Starrheit des Wahnes der Paranoiker, der Starrsinn, mit dem einmal gebildete wahnhafte Ideen festgehalten werden, der Mangel psychischer Schmiegsamkeit kann andererseits gerade mit den Erscheinungen des beginnenden Alters in Parallele gesetzt werden; auch im Beginne des Seniums ist eine starke egozentrische Einengung der Persönlichkeit, Neigung zu Unbelehrbarkeit, Mißtrauen und Rechthaberei nachzuweisen, kurz eine allgemeine Erstarrung der psychischen Funktionen zu konstatieren, die sich in dem Festklammern an den alten eingewurzelten Vorstellungen, der Unfähigkeit, neue Eindrücke mit den alten zu verbinden, von den eigenen abweichende Gedankengänge zu verstehen und zu beurteilen, verbunden mit vagen Ideen der Zurücksetzung äußert. Genau dieselben psychischen Erscheinungen finden sich in ausgesprochenem Maße bei der Paranoia, besonders deren kombinatorischer und querulierender Form. Daß auf diese Ähnlichkeit der paranoischen Gedankengänge mit denen des Seniums großes Gewicht zu legen ist, wird gelegentlich der Besprechung des Ausganges des Paranoia und der bei ihr erhobenen klinisch-körperlichen und pathologisch-anatomischen Befunde besonders hervorgehoben werden.

Die Weiterbildung zur Paranoia nimmt die paranoische Konstitution nur selten. Die in der Literatur darüber niedergelegten Zahlen schwanken entsprechend der Verschiedenheit der Begriffsfassung der Paranoia in weiten Grenzen. Mercklin fand unter 200 Anstaltsaufnahmen einen Paranoiafall, Weygandt konnte unter 3000 Aufnahmen nur dreimal die Diagnose Paranoia als vorläufig zutreffendste stellen, während v. Hoeßlin bei Durchsicht von 16 000 Krankengeschichten keinen Fall von Paranoia fand, auf den Kraepelins neueste Schilderung zutraf. Im allgemeinen ist in etwa 1% der Anstaltsaufnahmen die Diagnose Paranoia im oben umgrenzten Sinne zu stellen: doch wäre es verfehlt, daraus einen Rückschluß auf die wirkliche Häufigkeit der Erkrankung zu machen, da ein großer Teil der Paranoiker nie der Anstaltspflege bedarf, sondern sich trotz seiner Krankheit das ganze Leben hindurch in der Freiheit zu halten vermag. Es sind das Fälle, in denen der Wahn nicht gerade vitale Interessen des Individuums oder seiner Umgebung betrifft, in denen der Kranke deshalb vor ernsteren Zusammenstößen mit derselben, die meistens den Grund für die Einlieferung in die Anstalt abgeben, geschützt werden kann. In hohem Grade abhängig ist die Frage der Notwendigkeit der Anstaltspflege natürlich von der sozialen Lage des Individuums. Wenn in den Irrenanstalten trotzdem weit mehr derartige Kranke verpflegt werden, als dem obigen Prozentsatze entspricht, so ist das der Langlebigkeit dieser Patienten zuzuschreiben, die die große Masse der Paralytiker wie einen großen Teil der Schizophrenen und Epileptiker überleben.

Was die Häufigkeit der Beteiligung der Geschlechter an der Erkrankung betrifft, so kann der einzelne Beobachter bei der relativen Seltenheit der Fälle für seine Zahlen keine allgemeine Gültigkeit beanspruchen. Kraepelin fand, daß fast 70% seiner Kranken Männer waren; Berger konstatierte ebenfalls die Paranoia simplex häufiger beim männlichen, die Paranoia hallucinatoria dagegen häufiger beim weiblichen Geschlechte. Letztere Beobachtung, die von Samt bestätigt wird, führt er auf die größere Irritabilität der Rindenzentren bei den weiblichen Individuen zurück. Nach eigenen Erfahrungen dürfte ganz allgemein die Erkrankung des weiblichen Geschlechtes an der Paranoia im oben umgrenzten Sinne überwiegen; dabei kommt die Paranoia combinatoria bei beiden Geschlechtern etwa gleichmäßig häufig vor, die Paranoia hallucinatoria ist überwiegend beim weiblichen Geschlechte anzutreffen (3 : 1), während der Querulantenwahnsinn naturgemäß mehr dem männlichen Geschlechte vorbehalten ist. Dieses Überwiegen der Erkrankungsziffer des weiblichen Geschlechtes, vor allem an der Paranoia hallucinatoria, dürfte neben dem von Berger angegebenen Grunde in engem Zusammenhange mit dem Zivilstande der Erkrankten, besonders der erkrankten Frauen, stehen. Von den letzteren waren über 80% ledigen oder verwitweten Standes, etwa $^1/_3$ verwitwet. Die bereits oben erwähnten Umstände, durch die die Weiterentwicklung der paranoischen Konstitution angeregt wird, die Unsicherheit der sozialen Position, oft materielle Not, vielleicht auch eine aus unbefriedigter Sexualität entspringende gemütliche Verstimmung als Hilfsursache dürften dieses Überwiegen der Frauen in der Erkrankungsziffer verschulden.

Die Paranoia ist vorzugsweise eine Erkrankung des späteren Lebensalters, eine Eigenschaft, die sie mit allen durch ausgedehntere Wahnbildung begleiteten Psychosen teilt. Die Ausbildung von wahnhaften Vorstellungskreisen bedarf anscheinend eines erheblicheren Vorstellungsschatzes, einer Summe von Lebenserfahrungen, deren krankhafte Verarbeitung möglich ist. Selbstverständlich ist das kein Dogma; der individuellen Eigenart und den äußeren Verhältnissen, die manchen Menschen bereits in jungen Jahren ausgedehnte Lebenskenntnisse erwerben lassen, entsprechen auch in der Paranoia Fälle, in denen das Leiden in verhältnismäßig frühem Lebensalter beginnt, wenngleich derartigen Fällen gegenüber stets große Skepsis am Platze ist. Eine Schwierigkeit bei der Feststellung des Erkrankungsalters liegt weiter darin, daß es bei einem Leiden, das sich schleichend aus einer eigenartigen Geistes- und Gemütsverfassung entwickelt, schwer ist, den Beginn des eigentlichen Krankheitsprozesses zu bestimmen. Kraepelin gibt für seine Fälle an, daß $^2/_3$ derselben nach dem 30. Lebensjahre erkrankten, verhältnismäßig häufig zwischen dem 30. und 40. Jahre, daß sich in vereinzelten Fällen aber die Spuren der Krankheit bis ins 16. und 18. Lebensjahr verfolgen ließen. Nach Kleist fällt der Beginn der von ihm Involutionsparanoia genannten Fälle ins 40. bis 52. Lebensjahr. Nach einer eigenen Zusammenstellung, die allerdings eine große Anzahl halluzinatorischer Paranoiaerkrankungen in sich faßt, beginnt nur ein ganz geringer Prozentsatz der Erkrankungen vor dem 30. Lebensjahr, der Kulminationspunkt findet sich zwischen dem 40. und 45. Lebensjahre, doch erkrankt eine Reihe von Individuen noch in dem nächsten Lebensjahrzehnt. Jedenfalls ließ sich der Beginn sicherer krankhafter Erscheinungen in 75% der Fälle in die Zeit zwischen das 40. und 55. Lebensjahr verlegen (s. Fig. 1).

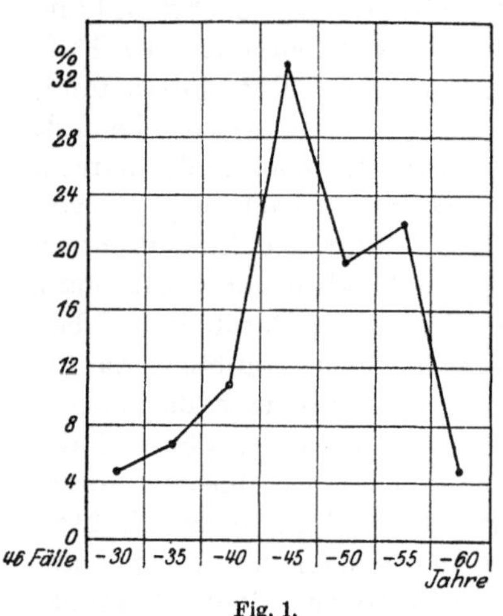

Fig. 1.

Die Häufigkeit der Erkrankung in diesem Zeitraum, in den das Klimakterium fällt, hat Kleist dazu geführt, diese Fälle als eine besondere Krankheit, die Involutionsparanoia, anzusprechen, „die nicht etwa eine Unterform der wohlbekannten, eigenartigen, auf allen Lebensstufen vorkommenden Krankheit ‚Paranoia' ist," sondern die eine besondere Gruppe wesensgleicher Krankheitsfälle, welche den Namen Paranoia, und in Hinsicht auf das Erkrankungsalter Involutionsparanoia verdient, zusammenfaßt. Die „Frühparanoia" (Kraepelins Paranoia) wäre durch den stets schleichenden Verlauf und eine viel enger begrenzte Symptomatologie von der Involutionsparanoia zu unterscheiden. Kleist nimmt dabei an, daß die Steigerung der auch von ihm gefundenen paranoischen („hypoparanoischen") Konstitution zur Involutionsparanoia aus inneren Gründen, nicht durch äußere Erlebnisse oder an diese geknüpfte Wünsche erfolge, vielleicht durch innersekretorische Veränderungen, die durch den Nachlaß und das Aufhören der Funktion der Geschlechtsorgane bewirkt werden, hervorgerufen. Von seinen Patienten erkrankten sechs in den dem endgültigen Ausbleiben der Menses unmittelbar vorausgehenden Jahren, eine war noch menstruiert, bei einer bestanden zur Zeit des Ausbruches der Krankheit schon klimakterische Symptome, bei einer fiel der Beginn der Erkrankung in die Wechseljahre. Von Interesse ist vielleicht besonders ein Fall, der ein Jahr nach einer durch Kastration herbeigeführten künstlichen Menopause paranoisch erkrankte. Die Bedeutung der Wechseljahre für die Paranoia hallucinatoria betont auch Samt. Von Bergers Fällen fiel dagegen nur in zweien von achtzehn der Beginn der psychischen Veränderung annähernd mit dem Einsetzen der Menopause zusammen, in vier Fällen bestand dieselbe bei Eintritt der Psychose bereits längere Zeit, oft schon mehrere Jahre lang, in elf Fällen war die Periode bei Beginn der Erkrankung noch regelmäßig, meist noch viele Jahre hindurch. Berger kommt daher zu dem Schlusse, daß die als klimakterisch zu betrachtenden Fälle nur die alte Angabe bestätigten, daß die chronische Paranoia nicht selten im Klimakterium ausbricht, wodurch ihm aber die Annahme einer besonderen Involutionsparanoia nicht gerechtfertigt erscheint. Diesem Schlusse Bergers ist durchaus beizupflichten, vor allem im Hinblick auf die immerhin nicht seltenen Fälle, in denen die Paranoia in einem Alter ausbricht, wo von einer Involution, und sei sie auch eine vorzeitige, noch keine Rede sein kann, dabei die Symptomatologie, der Verlauf und der Ausgang der Erkrankung von den zur Zeit des Klimakteriums beginnenden in keiner Weise abweicht, andererseits auch im klimakterischen Alter rein kombinatorisch entstandene Paranoiaerkrankungen, wie sie Kraepelins Forderungen entsprechen würden, sich finden.

Über die erbliche Belastung der Paranoiker sind ebenso wenig sichere Angaben zu machen wie in betreff der übrigen allgemeinen Verhältnisse, einmal wegen der Seltenheit der Fälle, dann aber auch, weil bei dem späten Erkrankungsalter und dem noch späteren Alter des Eintrittes in die psychiatrische Beobachtung objektive Nachrichten über die Familiengeschichte sehr selten zu erhalten sind. Nach Kraepelin wird in etwa einem Viertel der Fälle Geisteskrankheit bei den Eltern angegeben. Hübner fand dabei in der Aszendenz von Paranoikern häufiger Psychopathen als ausgesprochene Geisteskranke. Die eigene Nachforschung ergab, daß in 50% der Fälle eine erbliche Belastung aus der Verschrobenheit, Geisteskrankheit (25%), Selbstmord oder Trunksucht der Eltern oder nächsten Anverwandten sicher gestellt werden konnte. Auffallend häufig fand sich dabei das Suicid in der Aszendenz, doch waren auch die Geschwister nicht frei davon. Es dürfte, besonders im Hinblick auf die vorpsychotische, von Jugend auf bestehende abnorme Veranlagung der Paranoiker, anzunehmen sein, daß der angegebene Prozentsatz bei weitem nicht an die wirkliche Belastung heranreicht: die Paranoia gehört zu den vorzugsweise degenerativen Psychosen.

Die Krankheitserscheinungen.

Das grundlegende Symptom der Paranoia ist die Entwickelung eines Systems von Wahnvorstellungen. So mannigfach die Charaktere, so eigenartig die Denkrichtung, so verschieden die Einflüsse der Erziehung, des Berufes und des Lebens, so verschieden ist der Wahn der Paranoia. Alles, was in der vorpsychotischen Zeit das Streben des Individuums anstachelte, alles, was richtunggebend für sein Denken, Wollen und Handeln war, wird in die Psychose hinübergenommen. So ist es natürlich, daß einmal kein paranoischer Wahn ganz dem anderen gleicht, daß der Eigentümlichkeiten des Wahninhaltes zahllose sind, andererseits aber auch, daß die Hauptrichtungen menschlichen Denkens und Strebens, die uns allen gemeinsam sind, um die sich auch beim psychisch Gesunden die individuellen Charaktereigenschaften gruppieren, im Wahne durch Bildung bestimmter Wahnrichtungen zum Ausdrucke kommen. Zwei im Grunde einander diametral entgegenstehende Richtungen sind es, auf die die Wahnbilder der Paranoia wie aller anderen wahnbildenden Psychosen zurückgeführt werden können. Einmal wird die krankhafte Eigenbeziehung im feindlichen Sinne gedeutet und es kommt zu Beeinträchtigungsideen, das andere Mal dient sie dem Selbstbewußtsein als Bestätigung und Reizmittel, was zu Größenideen führt. Beide, im Prinzip entgegengesetzten Wahnformen pflegen sich in mannigfacher Weise zu verbinden, sei es, daß die eine aus der anderen auf dem Wege logischen Schlusses entsteht, sei es, daß beide bereits von Anfang an nebeneinander sich entwickeln. Eine eigentümliche Form der Verbindung dieser beiden Wahnrichtungen bietet die Paranoia querulatoria, eigentümlich durch die Besonderheit der Reaktion, die die Ideen krankhafter Eigenbeziehung hervorrufen, nach der die Gruppe auch ihren Namen trägt. Innerhalb des Beeinträchtigungs- wie des Größenwahnes läßt sich wieder eine Reihe von kleineren Gruppen zusammenfassen, die bestimmten Denkrichtungen und Charaktereigentümlichkeiten entsprechen.

Während in einem Teile der Paranoiafälle die Wahnentwicklung und -weiterbildung rein kombinatorisch erfolgt, die Sinneswahrnehmungen dagegen nur gelegentliche krankhafte Veränderungen zeigen, sind die letzteren in einem anderen Teile in hohem Grade und dauernd alteriert. Bei den Trugwahrnehmungen handelt es sich in der Mehrzahl um unter dem Einflusse des bestehenden Wahnes erfolgende illusionäre Verfälschung normaler Sinneseindrücke, während wirkliche unvermittelte Halluzinationen selten sind. Sehr schwierig, ja häufig unmöglich ist es bei der durch Erinnerungsverfälschungen bewirkten retrograden Umwandlung aller Erlebnisse zu Bestandteilen des herrschenden Wahnes, diese von wirklichen Trugwahrnehmungen irgendwelcher Art zu scheiden, vor allem bei denen auf den Gebieten des Gefühles, Geruches und Geschmackes. Was in derartigen Fällen nur wahnhafte Ausdeutung wirklicher Schmerzen, Geruchs- oder Geschmacksstörungen ist, was als echte Sinnestäuschung betrachtet werden kann, ist häufig nicht sicher zu analysieren; sicher ist aber, daß vor allem auf dem Gebiete des Gehörs, doch auch auf den übrigen Sinnesgebieten Trugwahrnehmungen oft massenhaft und dauernd entstehen, die entweder im Sinne der herrschenden Wahnfabel gewertet, oft auch durch sie modifiziert werden, oder aber die weitere Ausgestaltung der letzteren beeinflussen. Daß sie in selteneren Fällen auch an der Spitze der krankhaften psychischen Vorgänge stehen und die erste Wahnbildung anregen oder erleichtern können, mithin die auslösende Ursache der Paranoia zu werden vermögen, ist bereits oben betont worden.

Die letzteren Fälle sind sicherlich selten. Meist sind die Sinnestäuschungen, wie Jelgersma es ausdrückt, die bildliche Wiedergabe von einfachen oder zusammengesetzten Geistesprozessen; sie setzen eine bestimmte psychische Verfassung voraus, deren kurzen Inbegriff sie darstellen. Sie neigen in hohem Grade dazu, den pathologischen Geisteszustand, auf dem sie erwachsen, zu verstärken und dienen dem Kranken zur Bestätiguug der Richtigkeit seines krankhaften Geisteszustandes. Sie finden stets, wie auch die Wahnideen, in ihm ihre Ursache und stimmen mit dem allgemeinen Inhalt des Denkens überein, selbst wenn sie gegen den Willen des Individuums sich in das Bewußtsein drängen. Es ist deshalb sehr erklärlich, daß bei den überwertigen Wahnvorstellungen der Paranoiker Sinnestäuschungen sehr leicht auftreten, eine große sinnliche Kraft besitzen und ihrerseits von größtem Einflusse auf die Weiterentwickelung des Wahnes sind. Daß daneben gelegentlich auch Sinnestäuschungen auftreten, die mit dem Wahnsystem in keinem sichtbaren Zusammenhange stehen (meist handelt es sich um Illusionen dabei), gleichwohl aber mit der Wahnfabel nachträglich verknüpft werden, worauf auch Hübner hinweist, ist zuzugeben, stellt immerhin ein sehr seltenes Vorkommnis dar und gibt keinen Grund zu einer Abtrennung derartiger Fälle von der Paranoia.

Zwischen der reinen oder fast reinen kombinatorischen Form der Paranoia und den mit zahlreichen Trugwahrnehmungen einhergehenden Paranoiafällen gibt es fließende Übergänge, die die Zusammengehörigkeit beider Formen beweisen, sei es, daß vereinzelte Sinnestäuschungen bei sonst kombinatorisch sich entwickelnden Erkrankungen von Anfang an Jahre hindurch in steter Wieder kehr auftreten, sei es, daß in Fällen, die lange Zeit hindurch rein kombinatorisch sich entwickelten, plötzlich oder allmählich Halluzinationen oder Illusionen in die Erscheinung treten, die zum hervorstechendsten Bestandteile der Krankheit werden. Wenn daher die Paranoia zweckmäßig als Paranoia combinatoria und Paranoia hallucinatoria neben der Paranoia querulatoria beschrieben wird, so ist daran festzuhalten, daß zwischen diesen Formen kein prinzipieller Unterschied besteht, daß zahlreiche fließende Übergänge zwischen beiden Formen sich finden, daß eine Erkrankung, die zu Anfang die Bezeichnung Paranoia combinatoria verdiente, später mit Auftauchen zahlreicher Sinnestäuschungen zur Paranoia hallucinatoria werden kann, während andererseits nach längerem Verlaufe der Erkrankung bestehende Sinnestäuschungen an Zahl abnehmen, an Sinnfälligkeit schwächer werden können, so daß die Krankheitsbezeichnung der halluzinatorischen Paranoia nicht mehr berechtigt ist, daß der Inhalt der Wahnideen beider Formen der Verrücktheit der gleiche ist, daß endlich querulatorische Züge der Mehrzahl der Paranoiker eigen sind, während andererseits die Paranoia querulatoria auch außerhalb der rechtlichen Begriffe Beeinträchtigungsideen, wie auch stets solche der Selbstüberschätzung aufweist.

Die Paranoia combinatoria.

Unter der Bezeichnung Paranoia combinatoria fassen wir diejenigen Paranoiafälle zusammen, in denen die Wahngenese und -weiterentwicklung aus der paranoischen psychopathischen Konstitution mit ihrer parakritischen Denkweise und ihrer krankhaften Affektivität lediglich auf dem Wege formalrichtiger Trugschlüsse und des infolge der krankhaften Voraussetzungen zustande kommenden Abgleitens der Assoziationsvorgänge in die durch die paranoische Denkweise entstandenen Nebengleise sich vollzieht, während den Trugwahrnehmungen keinerlei wesentliche Bedeutung zukommt. Diese kombinatorische Form beginnt häufiger im früheren Lebensalter als die halluzinatorische Abart; sie wächst stets schleichend aus der paranoischen Konstitution heraus, zeigt besonders schön die langsame, dabei unaufhaltsam fortschreitende Verrückung der Stellung des Individuums zur Umwelt. Aus einer noch in den Bereich der Norm fallenden eigentümlich einseitigen Denkweise, wie sie oben beschrieben ist, unter dauernder, sich stets verstärkender und ausbreitender affektiver Hochspannung, entsteht unter dem Einflusse einer exogenen gemütlichen Einwirkung als auslösenden Momentes die erste Wahnfabel, meist der Gruppe der Beeinträchtigungs-, seltener den Größenideen zugehörig. Stets von ihrer gefühlsmäßigen, ihnen selbst unerklärlichen, deshalb um so unangenehmer empfundenen Unruhe bedrückt, in ängstlicher Erwartung des kommenden Guten oder Bösen, unfrei gegen die Außenwelt, unfrei besonders gegen sich selbst, empfinden diese Individuen das Auftauchen ihres Wahnes, auch wenn er ihnen im Grunde Unheil bringt, als eine

Erlösung von der Pein ängstlicher Erwartung, die sie bis dahin beherrschte. Es kommt zum teilweisen Abreagieren des krankhaften Affektes, nachdem der Paranoiker den wenn auch wahnhaften Grund für sein Mißtrauen gefunden, die Bestätigung seiner selbstbewußten, gehobenen Stimmung erhalten zu haben glaubt.

Mit dem Aufschießen der ersten ausgebildeten Verfolgungsidee weicht deshalb ein Teil der psychischen Spannung vom Paranoiker, den dafür seine krankhaften Vorstellungen mehr und mehr in Anspruch nehmen, die sein Denken erfüllen, sein Wollen und Handeln bestimmen, seine Affekte beherrschen. Der Kranke ist in stetem Kampfe mit seinen Verfolgern, in dauernder Abwehr der Bedrohungen an Leib und Leben, in unaufhörlicher Verteidigung seines Rechtes begriffen. Im übrigen ist der Inhalt der Verfolgungsideen ein sehr verschiedener. Während ein Teil der Paranoiker während der ganzen Krankheitsdauer in der Hauptsache nur Ideen allgemeiner Beeinträchtigung äußert, wie sie wohl bei allen Kranken im Beginne der Wahnbildung zu finden sind, leiten dieselben in einer großen Anzahl von Fällen später in gewisse, typisch wiederkehrende Wahngruppen hinüber, die als physikalisch-chemischer Vernichtungswahn, als erotischer Beeinträchtigungs- oder Eifersuchtswahn, endlich als hypochondrischer Wahn bezeichnet werden können. Von diesen ist der Wahn der Verfolgung mittels physikalischer und chemischer Einwirkungen der häufigste. Die dem Kranken meist nur ungenau bekannten, deshalb von einem geheimnisvollen Dunkel umgebenen Mächte der Elektrizität, des Magnetismus, der Maschinen einerseits, die wunderbare Wirkung der Chemikalien und Gifte, die in winzigen Mengen des Menschen Sinne umnebeln, ihn schädigen bzw. töten können, andererseits sind es, die als Quelle der ungeheuerlichen Nachstellungen und Quälereien beargwöhnt werden. Es ist überhaupt der Schleier des Geheimnisvollen, des Mystischen, der diese zum Teil halbgebildeten, dabei lernbegierigen Individuen anzieht. Daher auch die Häufigkeit, mit der die Hypnose, die Suggestion, der Spiritismus, die Telepathie, das Gesundbeten, die oft schon im vorpsychotischen Leben derartiger Individuen eine verhängnisvolle Rolle spielen, das Material zur Wahnbildung abgeben. Die Häufigkeit des Eifersuchtswahnes ergibt sich aus der großen Bedeutung der sexuellen Triebe im menschlichen Leben, besonders auch in der Klasse der Psychopathen, aus der sich die Paranoiker rekrutieren. Der hypochondrische Wahn endlich, der an sich ein besonderes Maß egozentrischer Verarbeitung allerWahrnehmungen erfordert, findet sich bei der Paranoia nicht in dem Umfange und der Häufigkeit, wie man ihn bei der ausgesprochenen Art, wie sich diese Kranken mit dem eigenen Ich beschäftigen und wie sie alles mit dem eigenen Ich in Verbindung bringen, erwarten sollte. Ein reiner hypochondrischer Wahn kommt bei Paranoikern wohl überhaupt nicht vor, dagegen finden sich in einem großen Teile der Fälle einzelne hypochondrische neben andersartigen Ideen. Der Grund für diese merkwürdige Tatsache ist in dem Umstande zu suchen, daß die meist recht scharf beobachtenden Kranken nie die Fähigkeit verlieren, sich über die eigene Person, die ihnen das zugänglichste ist, zu orientieren, daß sie sich von der Absurdität maßloser hypochondrischer Ideen, wie sie der Melancholische, der senil Demente, der Schizophrene, der Paralytiker hervorbringen, zu überführen vermögen, wenngleich sie zufällige wirkliche körperliche Beschwerden im Sinne ihrer wahnhaften Beeinträchtigungsvorstellungen hypochondrisch ausdeuten. So hält der Kranke seine rheumatischen Beschwerden für die Einwirkungen elektrischer Ströme, die gegen ihn entsandt werden, Anginen für die Folge von Vergiftungsversuchen; Augenentzündungen entstehen ihm durch das Überspringen elektrischer Funken von der Starkstromleitung, die durch sein Zimmer gelegt ist, Furunkel werden ihm mittels Brennspiegels von seinen Verfolgern erzeugt. Häufig wird man von den Erklärungen, die hypochondrische Vorstellungen solcher Kranken bei der Autopsie finden, überrascht, wo etwa eigenartigen Unterleibssensationen ein unerkannt gebliebenes Gebärmutter- oder Mastdarmkarzinom entspricht. Dieselben Ursachen liegen zwar den hypochondrischen Klagen oft auch bei andersartigen Erkrankungen zugrunde; der weitere Ausbau derselben zu ausgesprochenen hypochondrischen Wahnsystemen aber, die Irradiation gerade der hypochondrischen Vorstellungen auf alle Körpergebiete in maßloser Form fehlt bei der echten Paranoia, weil eben der Paranoiker kraft seiner ungeschwächten Beobachtungsgabe sich von der Gesundheit der meisten seiner Organe dauernd zu unterrichten vermag.

Es ist natürlich, daß, je mehr der Paranoiker sich mit seinem Ich und den Angriffen auf dasselbe beschäftigt, je mehr die eigene Person in den Vordergrund des Interesses gedrängt wird, je länger alle Versuche seiner Gegner, ihn zu schädigen, wenn sie ihm auch manche schwere Stunde bereiten, ihm Schmerzen zufügen usw., trotz der aufgewandten Mühe und Machtmittel im Grunde doch fruchtlos an ihm abprallen, in ihm der Gedanke aufsteigt, daß er über seinen Gegnern stehe, daß er ihnen an Geist und Tatkraft überlegen sei, daß sie nicht an ihn heranreichen könnten. Die meist schon verborgene Anlage zur Selbstüberschätzung führt so zuerst zu einem gehobenen Selbstbewußtsein, zur Überschätzung der eigenen Person und Fähigkeiten und langsam zu ausgesprochenen Größenvorstellungen, wobei letztere zum Teil auch das Resultat der Suche nach dem Zwecke aller Verfolgungen und Quälereien sind. Auf der anderen Seite wird der Größenwahnsinnige durch den dauernden Widerstand, den er überall findet, der ihn an der Verwirklichung seiner Pläne hindert, der ihn um die Früchte seiner Erfindungen zu bringen droht, zur Annahme ihm bewußt entgegenstrebender, feindseliger Mächte, d. h. zum Verfolgungswahne gedrängt.

Wenn diese Ansicht von einem Übergange beider Wahnformen ineinander auf dem Wege mehr oder minder bewußter Überlegung damit bestritten wird, daß bei anderen mit Wahnbildung einhergehenden Krankheiten eine derartige Entwicklung häufig ausbleibt, so ist zu erwidern, daß es sich bei diesen Krankheiten entweder um solche handelt, die mit zunehmender Verblödung einhergehen (z. B. Dementia paralytica, Dementia senilis), wo also die logische Ausbildung eines Wahnsystems überhaupt unterbleibt, oder aber um solche, wo die Wahnvorstellungen durch einen beherrschenden einseitigen Affekt dauernd unterhalten und nach einer Richtung hin entwickelt werden (z. B. Melancholie, Manie), während bei der Paranoia weder eine Abnahme der intellektuellen Fähigkeiten, noch ein dauernder, richtunggebender, primärer krankhafter Affekt vorliegt, die bestehenden Affekte wohl immer Mischaffekte sind, wenn auch meist die positive oder negative Komponente überwiegt, dabei die Willensäußerungen jahrelang eine direkte Steigerung der Stärke aufweisen. Es ist deshalb mit Sicherheit anzunehmen, daß die Widerstände, die der Größenwahnsinnige bei der Umsetzung seiner wahnhaften Willensstrebungen in die Tat findet, für die Ausbildung des anschließenden Beeinträchtigungswahnes als Hauptursache anzuschuldigen sind, daß andererseits als logische Folgerung aus dem Verfolgungswahn Vorstellungen der Selbstüberschätzung resultieren. Eine dritte, gerade bei der Paranoia häufig beobachtete Entstehung der Kombination beider Wahnrichtungen ist die, daß sie sich nebeneinander, in stetem Zusammenhange miteinander, gleichzeitig entwickeln, daß sie der Reaktionsweise derartiger Individuen, die das gesteigerte Selbstbewußtsein einer innerlich haltlosen oder doch unsicheren Persönlichkeit bedingt, der Mischung im Grunde widerstrebender Affekte, die sie beherrscht, ihren Ursprung verdanken.

Es ist sicher, daß die Entwicklung eines Größenwahnes dem geistesgesunden Menschen viel unverständlicher ist als das Auftreten von Beeinträchtigungsideen, daß das Aufschießen von Größenvorstellungen eine viel stärkere Lockerung der Assoziationsvorgänge, eine viel intensivere Störung der Affekte notwendig erfordert. Die noch in die Gesundheitsbreite fallenden vagen Beeinträchtigungsideen sind viel weiter verbreitet und viel häufiger als derartige Selbstüberschätzungsvorstellungen, auch hat die Gesundheitsbreite bei ihnen einen viel größeren Umfang. Paranoische Verfolgungsvorstellungen pflegen demgemäß sich viel leichter graduell aus den noch als normal anzusehenden Beeinträchtigungsgefühlen zu entwickeln als krankhafte Größenideen aus dem allgemeinen Gefühl hoher Einschätzung der eigenen Körper- und Geisteskräfte. Es zeigt sich das besonders in dem Umstande, daß die Kranken ihr Verfolgungssystem meist formal logisch begründen, daß sie seine Entwicklung häufig außerordentlich gut beschreiben können und eine Beobachtung aus der anderen ableiten. Anders beim Größenwahn: Hier ist das plötzliche Aufschießen der Idee oder wenigstens eine sehr erhebliche Sprunghaftigkeit in der Entwicklung die Regel. Zu ihrer Begründung und zur Herstellung der der Logik des Kranken notwendigen Verknüpfung werden viel häufiger außerhalb der normalen Wahrnehmung liegende Zustände angenommen, sei es, daß Erinnerungsfälschungen bei dem Wahne hoher Abstammung die Kluft zwischen Wirklichkeit und Wahn überbrücken müssen, sei es, daß ekstatische Zustände meist traumhafter Art bei dem religiösen Größenwahn die auch dem Kranken fühlbare Lücke im logischen Aufbau seines Systems ausfüllen müssen, sei es, daß der Ursprung der Größenideen auf Sinnestäuschungen zurückführt. Die Größenideen, vor allem die primär entstandenen, sind meist viel maßloser als die Beeinträchtigungsvorstellungen; sie beeinflussen das Handeln des Individuums in viel stärkerem Grade, rufen viel eher den Eindruck des geistigen Defektes hervor. Snell hält deshalb den Verfolgungswahn für das wesentliche Symptom der Paranoia; Selbstüberschätzungsideen fehlen nach seiner Ansicht entweder ganz, oder sie treten zugleich mit Verfolgungsvorstellungen auf, bzw. folgen den letzteren. Reinen Größenwahn ohne Beeinträchtigungsideen fand er nur bei Schwachsinnszuständen. Ebenso erklärt Lehmann, daß die echte Paranoia sich nur auf den Beeinträchtigungs- und Verfolgungswahn erstrecken könne, Größenideen dagegen ihre Wurzel in anderen Substraten haben müßten als in den Gefühlen, denen der erstere entspringt.

Auch der Größenwahn der Paranoia nimmt, soweit es sich nicht um die allgemeinen Selbstüberschätzungen handelt, wie sie sich im Anfangsstadium zuweilen finden, seine Entwicklung nach bestimmten Richtungen, die in mehr oder minder ähnlicher Form stets wiederkehren und den Wünschen und Strebungen des Menschen je nach seiner ihm eigentümlichen Individualanlage ihren Ursprung verdanken. Die einen suchen ihre Überlegenheit auf intellektuellem Gebiete darzutun, sei es, daß sie als Weltverbesserer und Volksbeglücker ihren notleidenden Mitmenschen helfen, die Prinzipien der Freiheit, Gleichheit, Brüderlichkeit zum Siege führen, Ackerbau, Viehzucht, Industrie ergiebiger gestalten, der Pflege, Gesunderhaltung und Erziehung des Menschengeschlechtes neue Bahnen weisen wollen, sei es, daß sie durch epochemachende Erfindungen, die eine völlige Umwälzung der Technik auf den mannigfachsten Gebieten hervorrufen sollen, die die Schätze der Luft, des Erdbodens, des Wassers nutzbar zu machen bestrebt sind, der Menschheit, aber nicht zuletzt auch sich selbst zum Glück und Wohlstand zu verhelfen suchen. Ein weiterer, recht erheblicher Teil der Größenwahnsinnigen sucht der Menschheit Besserung und Heil auf religiösem Gebiete zu bringen. Die Macht, die die mit mystischen Geheimnissen und Wundern überreichlich ausgestatteten biblischen Personen und ihre legendären Taten seit Jahrtausenden auf das menschliche Gemüt auszuüben vermögen, wirkt besonders stark auf diese affektübererregbaren, oft klausnerisch zurückgezogenen, grüblerischer Betrachtung zuneigenden, zu allem Übernatürlichen hingezogenen, phantasiereichen Individuen, so daß der Wahn, Prophet, der erwählte Bußprediger, der Sohn Gottes, der andere Messias zu sein, ein recht häufiger bei dieser Art von Kranken ist. Gerade diese Häufigkeit des religiösen Größenwahnes mit seinem ausgesprochen altruistischen Gepräge (wenn daneben auch egoistische Triebe stets eine Rolle spielen), wo häufig ein armseliges Leben der Bußpredigt dieser trotzdem Größenwahnsinnigen entspricht, ist typisch für den Größenwahn und das Krankheitsbild der Paranoia.

Ein anderer Teil der Größenwahnsinnigen sucht seinem geheimen Streben nach Überlegenheit in mehr äußerlicher Weise zu genügen durch den Wahn hoher Abstammung oder durch wahnhafte Liebesbeziehungen oder eheliche Verbindungen mit hochgestellten Persönlichkeiten, wobei die Haupttriebfeder menschlicher Handlungen, die Sexualität, daneben zu ihrem Rechte kommt. Gerade diese wahnhaften Abkömmlinge alter Adels- und Fürstengeschlechter sehen sich gezwungen, zwischen der armseligen Wirklichkeit und ihren Wahnideen auf dem Wege der Erinnerungsfälschung oder der Sinnestäuschung einen Zusammenhang herzustellen, während bei den erotischen Größenwahnsinnigen die wahnhafte Ausdeutung von allerlei Zufälligkeiten oder ebenfalls von Sinnestäuschungen zur Begründung des Wahnes und seiner Konsequenzen herhalten muß.

Die Einzelheiten des Paranoikerwahnes sind innerhalb der angedeuteten Gruppen sehr verschieden. Kein Wahnsystem gleicht völlig dem anderen; nur die Grundideen kehren wieder, die Art der Ausgestaltung und Ausschmückung des Wahnes hängt einmal ab von der individuellen Charakteranlage, der Erziehung und dem Bildungsgrade, der gesellschaftlichen Stellung und sozialen Lage des Kranken, andererseits von zufälligen Begebenheiten, Konflikten mit der Umgebung, Begegnungen, Lektüre, endlich von den Sinnestäuschungen, die wohl jeden Paranoiker vereinzelt im Laufe der Erkrankung heimsuchen. Die Schilderung der Verfolgungs- und Größenwahnsysteme, der Wahnausgestaltung und des Wahnverlaufes, wie sie im folgenden gegeben wird, ist nur als eine schematische zu betrachten, die in ihrem Rahmen so zahlreiche Einzeltypen umfaßt, als es Paranoiker gibt.

Zu Anfang des Verfolgungswahnes sind die Beeinträchtigungsvorstellungen unbestimmt, wechseln auch an Stärke und Lebhaftigkeit der Gefühlsbetonung. Der Kranke hat ein Gefühl allgemeiner Zurücksetzung und Bedrückung. Er fühlt sich über Gebühr beachtet, sucht und findet in allem und jedem Beziehungen zu seiner Person. Man will ihm nicht wohl, ist nicht mehr so freundlich wie früher gegen ihn, ändert sein Benehmen, zieht sich von ihm zurück, will nichts mehr mit ihm zu tun haben, geht ihm aus dem Wege. Der Kranke hat das peinliche, dabei sichere Gefühl, daß um ihn herum etwas vorgeht, „daß ein Gewitter im Anzuge ist", daß „ein Geheimnis ihn umwebt", hinter das er nicht kommen kann. „Ich fühlte es mehr, als ich es beweisen konnte." Ihm droht Gefahr, Prüfungen stehen ihm bevor, es besteht „eine unheimliche Spannung", deren Entladung der Kranke erwartet und fürchtet, ohne daß er Art und Richtung kennt, sich davor schützen oder sie abwenden kann.

Allmählich „lichtet sich das Dunkel", „schließt sich der Ring enger", kommt es ihm klar zum Bewußtsein", daß man ihm planmäßig entgegenarbeitet, daß „das Spiel abgekartet" ist. Man geht darauf aus, ihn zu kränken, ihn unmöglich zu machen, an Gesundheit und Ehre zu schädigen, seine ehelichen, seine Vermögensverhältnisse zu zerrütten, seine Stellung zu untergraben. Überall wird er schikaniert, wird auf ihn gescholten, wird er hinausgebissen. Man überwacht ihn, belauert ihn, spioniert ihn aus. Man steckt die Köpfe hinter ihm und über ihn zusammen. Man sieht ihm höhnisch und verächtlich nach, betrachtet ihn von oben bis unten. Wildfremde Menschen speien vor ihm aus, lachen hinter ihm her, stoßen ihn an, treten ihn, pfeifen ihm grinsend ins Gesicht, wenn er vorbeigeht, suchen ihn zu ärgern. Selbst die Kinder haben keine Achtung mehr vor ihm, schneiden ihm Grimassen, stecken ihm die Zunge aus, höhnen lachend hinter ihm her. Überall sucht man ihn durch offene oder versteckte Bosheiten zur Wut zu reizen.

Der Kranke sieht sich seine Umgebung immer genauer an. Er bemerkt, daß seine Nachbarn ihn beobachten, sich viel vor seiner Wohnungstür aufhalten, wahrscheinlich, um durch das Schlüsselloch zu sehen; tritt er dann plötzlich aus seiner Türe, so sind sie verlegen und gehen mit scheuen Seitenblicken in ihre Wohnungen. Die Wände haben Ohren. Die Kameraden und Freunde zischeln über ihn, sehen sich bedeutungsvoll an, brechen ihr Gespräch ab, fangen ein Gelächter an, sobald er ins Zimmer tritt. Der Pfarrer, der sich sonst nie um ihn gekümmert hat, besucht ihn, um herumzuschnüffeln und ihn auszufragen. Polizeibeamte verfolgen ihn auf Schritt und Tritt, lassen ihn nicht aus den Augen, fragen nach ihm in seiner Wohnung unter irgendeinem Vorwande, man bestellt ihn aus nichtigen Gründen auf das Polizeirevier. Spitzel, Detektivs folgen ihm in allen möglichen Verkleidungen, beobachten ihn, wahrscheinlich, um Material gegen ihn zu sammeln. „Es ist, als ob man unter Polizeiaufsicht stände"; „der gemeinste Verbrecher kann nicht mehr beobachtet werden". Selbst die eigene Familie beteiligt sich an dem Treiben, die Verwandten besuchen ihn unter Vorwänden, lassen ihn nicht aus den Augen, wiegen bedauernd den Kopf oder sehen ihn spöttisch und verächtlich an; der eigene Ehegatte ist in seinem Wesen verändert und steckt anscheinend mit den übrigen unter einer Decke; die Kinder sind weniger zärtlich, ziehen sich scheu zurück, werden still und verlegen, sehen ihn mit großen Augen an. „Alles war verändert", „ich wurde ganz ratlos", „so konnte es nicht mehr lange weiter gehen, oder ich wäre verrückt geworden".

Endlich, früher oder später, plötzlich oder langsamer, wird es ihm klar, was man von ihm will, warum alle diese Quälereien, diese Nachstellungen inszeniert sind. Man will seine Stellung untergraben, sein blühendes Geschäft vernichten, seine Ehe stören, seine Existenz ruinieren. Man will ihm die Geschlechtsehre rauben, ihn um Hab und Gut bringen, will ihn mit seiner Familie entzweien, seine Frau, seine Kinder verderben; man will ihn ins Gefängnis bringen, dem Wahnsinn in die Arme treiben, man trachtet ihm nach Gesundheit und Leben.

Auch die Gründe all dieser Nachstellungen werden ihm klar. Man will ihn aus seiner Stellung verdrängen, um seinen Posten einem anderen, dem Sohne oder Schwiegersohne des Vorgesetzten, einem guten Freunde zu geben; „die Vetterschaft ist zu mächtig". Seinem Geschäfte will der Konkurrent Abbruch tun, weil er es im ernsten Wettbewerb nicht mit ihm aufnehmen kann. Man beneidet ihm sein glückliches Familienleben, seine wohlerzogenen Kinder. Man will ihn vernichten, weil er vor Jahren seine Stimme bei einer Wahl für den Sozialdemokraten abgegeben hat, ihn verführen oder an seiner Geschlechtsehre schädigen, um nachher über ihn reden, ihn verspotten zu können, um die eigenen Fehler zu verdecken, oder, weil er einst einen derartigen Antrag zurückgewiesen hat. Man will ihm endlich an Leib und Leben, um seinen Platz einzunehmen, um ihn nicht mehr fürchten zu müssen, um ihn zu beerben, um seine Frau ehelichen zu können, um sich zu rächen.

Schließlich weiß der Kranke auch, von wem alle diese Verfolgungen ausgehen, wer dahintersteckt, wem er sie zu danken hat. Der Bürgermeister, die Vorgesetzten, die Kollegen, der Reichskanzler, der ungetreue Geliebte, die verlassene Braut, die geschiedene Ehefrau suchen ihn zu verderben. Die Polizei, die Beamten, Richter, Geistliche, Ärzte stecken hinter den Nachstellungen. Er hat es mit den Sozialdemokraten, den Welfen, Juden, Antisemiten, Katholiken, Jesuiten, den Freimaurern, Spiritisten, Anarchisten, Nihilisten, den Elektrikern verdorben. Der Frauen-, der Kriegerverein, der Klub wollen ihn ruinieren. Ein „Fanatiker" stellt dem Kranken nach, „5 Dirnen und 5 Männer, deren Zuhälter" quälen ihn auf Anstiften des „Dr. Ostermann". Die Verwandten trachten nach seinem Gelde, die „Familie Rüter und Stecher" wollen sich rächen, „Fürst Bismarck mit einem von den niedrigsten bis in die höchsten Kreise reichenden Komplott" will ihn aus dem Wege schaffen.

Der Kreis seiner Verfolger wird immer größer. Alle Welt steht mit ihnen im Bunde. Die Ärzte werden bestochen, das Pflegepersonal, die Mitkranken werden aufgehetzt, die Hausgenossen, die Angestellten, die Freunde, oft selbst die eigene Familie möchten ihn los sein. Von der Kanzel herab predigt der Geistliche über ihn, hält ihm öffentlich seine Sünden vor, sucht ihn anzuschwärzen; in Volksversammlungen, im Reichstage wird über seine Angelegenheiten gesprochen. Jedermann weiß von ihm, kennt ihn, ist über ihn unterrichtet; er wird bei Ortswechsel vorher angemeldet, Gerüchte werden über ihn ausgestreut, man erwartet ihn am neuen Orte bereits, belauert ihn schon auf dem Bahnhofe, folgt ihm auf Schritt und Tritt. In den Tageszeitungen, in den Witzblättern wird er verhöhnt; selbst in Büchern, auch solchen, deren Verfasser lange Zeit vor ihm gelebt haben, findet er Anspielungen auf sich und seine Verfolgungen. Niemand meint es gut mit ihm. Die Art der Verfolgungen wird immer heftiger, offener und zahlreicher. Die Nachbarn bohren Löcher in die Wände, um ihn beobachten zu können; man legt Telephon durch seine Wohnung, um ihn auszuhorchen. Die Post, die Anstaltsleitung öffnet seine Briefsachen, um belastendes Material zu finden, unterschlägt für ihn gesandtes Geld, für ihn ankommende Pakete, oder man übergibt sie ihm verspätet, in verdorbenem, zerrissenem, beschmutztem Zustande. Man läßt Kohlensäure, schlechte Luft in seine Wohnung, wodurch ihm „so sonderbar zu Sinne“ wird, um ihn toll zu machen, oder, um ihn einzuschläfern und ihn dann um so sicherer bestehlen, seine Sachen um so ungestörter durchstöbern zu können. Man hypnotisiert ihn, macht ihm Suggestionen, versetzt ihn in Somnambule, behext ihn. Man verleumdet ihn, will ihn zum Trinker, Ehebrecher, Onanisten, Päderasten stempeln, gibt ihn für syphilitisch, nervenkrank aus. Man vergewaltigt die Tochter, unterzieht die Ehefrau einer Operation, an der sie zugrunde geht, bringt die Kinder in eine Erziehungsanstalt, wo sie nachher erhängt aufgefunden werden, durch den Verlust der Eltern zum Selbstmord getrieben. Durch das Temperaturmessen wird dem Kranken unerträgliches Herzklopfen gemacht, die Volkszählung ist nur dazu da, um ihn zu schädigen, eine Borste ist ins Brötchen gebacken, ein Haar in der Suppe, um ihn zu ärgern. Kurz, überall stößt der Kranke auf eine planmäßig angelegte Schädigung seiner Ehre und seiner Person, auf eine Bedrohung seiner und seiner Familie Leben und Gesundheit.

In einer Gruppe von Fällen kommt es vorzugsweise zu Vorstellungen, die man als physikalisch-chemischen Vernichtungswahn bezeichnen kann. Der Kranke wird elektrisiert, magnetisiert, mit allen möglichen Maschinen bearbeitet. Unter dem Zimmer, im Keller, unter der Erde, auf dem Boden sind Apparate aufgestellt, mittels derer er gequält wird. Elektrische Drähte durchziehen das ganze Haus, Ströme werden hindurchgeschickt, um ihn willenlos zu machen. Durch das Überspringen von elektrischen Funken entsteht bei ihm eine Augenentzündung, Furunkel werden ihm von seinen Verfolgern mittels Brennspiegels erzeugt. Der Unterleib, die Gebärmutter, die Geschlechtsteile werden elektrisiert, Schmerzen werden ihm mit elektrischen Maschinen gemacht, ein Zucken von elektrischen Einwirkungen geht durch den ganzen Körper, Spannung und Angstgefühl in der Brust treten danach auf. Die Gedanken des Kranken werden durch Apparate enträtselt, mit Röntgenstrahlen werden die Vorgänge in seiner Wohnung beobachtet. Der Frauenverein sendet ihm galvanische Ströme zu, von denen er zuerst annimmt, daß sie zu seinem Besten dienen sollen, die aber dadurch, daß die dazu verwandten Maschinen schlecht, mit Grünspan überzogen sind, einen schädigenden Einfluß ausüben. Das Bett wird durch unterirdische Maschinen in Vibration, das Haus in Schwankungen versetzt. Besondere Apparate dienen dazu, dem Kranken ekel-, schreckenerregende, obszöne Vorkommnisse in Wort und Bild vorzuführen, zu „photophonieren“. Man treibt Physik mit dem Kranken. Andere Kranke sollen vergiftet, durch Pulver toll gemacht werden, damit die Angehörigen, die Ärzte sie beerben können. Die Pflegerin gibt der Kranken Pulver ein, um sie geschlechtlich zu reizen, um die eigene Schwangerschaft auf sie zu übertragen. Medikamente dienen dazu, um das Zahnfleisch zu lockern. Man impft dem Kranken Syphilis, Schwindsucht, den Wahnsinn ein.

Eine weitere Gruppe ist durch das Hervortreten von Eifersuchtsideen neben anderen Beeinträchtigungsvorstellungen charakterisiert. Der Ehemann ist verändert, sieht so sonderbar aus, begehrt die Frau nicht mehr, ist weniger freundlich zu ihr. Vorübergehende weibliche Personen sehen ihn so eigentümlich mit einem höhnischen Seitenblick auf sie an, geben ihm Zeichen, grüßen ihn, werden rot. In der Mädchenkammer hört sie ein verdächtiges Klopfen, das ihrem Gatten gilt; dieser ölt die Türen, damit alles geräuschlos vor sich gehen kann. Er geht öfter als früher aus, kommt erst spät nachts nach Hause, hat einen Parfümgeruch an sich, vernachlässigt sie. Er gibt plötzlich viel auf sein Äußeres, macht allein Spaziergänge, schilt mit ihr, ist barsch und unfreundlich gegen die Kinder. Er gibt sich mit Dirnen, dem Dienstmädchen, der Nachbarin ab, betrügt sie mit der Freundin, der Schwägerin, mit ihrer eigenen Mutter, treibt Blutschande mit der leiblichen Tochter, vergeht sich an seinen Schülerinnen. Die Frau geht viel zu ungewöhnlicher Stunde aus, bleibt lange fort, ist verlegen, abgehetzt, zerzaust, müde, wenn sie heimkommt. Sie ist weniger zärtlich, streitsüchtig, verschwenderisch, gibt viel Geld für ihren Putz aus, um ihn zum Bankerott und ins Zuchthaus zu bringen und dann um so ungestörter mit dem Liebhaber betrügen zu können. Männliche Personen fragen nach ihr, die Bekannten erkundigen sich in so auffälliger Weise bei ihm nach seiner Frau, machen Anspielungen, geben ihm zum verstehen, „daß sie ihm ein Geweih aufsetzt". Die Frau bricht ihm die Treue, treibt sich mit all und jedem herum, hält sich einen Liebhaber, verkehrt mit dem Schlafburschen, dem Zimmerherrn, dem Freunde, dem Bruder, dem eigenen Sohne. Die Kinder sind Bastarde, denen man am Gesichte ansieht, daß sie nicht von ihm stammen. Die Frau trachtet ihm nach dem Leben zusammen mit dem Geliebten. Die Polizei ist mit der Frau im Bunde, wahrscheinlich, weil sie sich auch mit den Beamten eingelassen hat. Sie hat es schon von jeher so getrieben; bereits während der Brautzeit hat sie ihn betrogen, sie war bei der Verheiratung nicht mehr Jungfer, hat bereits vor der Ehe geboren, die Frucht beseitigt; ein uneheliches Kind von ihr begegnet ihm auf der Straße.

Selten und gegen die übrigen Beeinträchtigungsvorstellungen zurücktretend sind hypochondrische Ideen. Sie dienen nur zur Illustration der durch die Nachstellungen gesetzten körperlichen und seelischen Qualen. Der Kranke leidet unerträgliche Schmerzen, kann die Beine kaum noch bewegen, das Blut stockt, der Herzschlag setzt aus; er muß Blut spucken, die Nahrung geht unverdaut wieder ab. Die Rückenmarksschwindsucht, die Gehirnerweichung, der Wahnsinn beginnt; er merkt es am Ziehen im Rücken, der Abnahme des Gedächtnisses, dem Kopfschmerz. Der ganze Körper ist durch Gift ruiniert.

Nach kürzerem oder längerem Bestehen der Beeinträchtigungsvorstellungen treten meistens Ideen der Selbstüberschätzung hervor, Ideen, die in gleicher Form auch primär oder zugleich neben den Beeinträchtigungsideen auftauchen. Man will den Kranken vernichten, weil man ihn fürchtet: seine Konkurrenz, seine hervorragende Begabung, seine Fähigkeiten, seine rechtliche Gesinnung, seine hohen Verbindungen, durch die er im Wege ist, weil man ihm seinen Reichtum und seine Aussichten neidet. Die Kranken rühmen ihre Geisteskraft, ihr feines Betragen, das sie in den höchsten Kreisen gern gesehen macht, ihre Sprachfertigkeiten, die allgemeines Aufsehen erregen, die Kraft ihrer Stimme, die Größe ihrer Überzeugungskraft. Sie machen große Ansprüche, geben über ihre Vermögensverhältnisse Geld aus, leben in Saus und Braus, haben hochfliegende Heiratspläne.

Allmählich entwickelt sich auch das Größenwahnsystem mehr und mehr in einer Richtung. Je nach der vorpsychotischen Persönlichkeit und nach äußeren gestaltenden Einflüssen werden die verschiedenen Richtungen menschlicher Wünsche und menschlichen Strebens in krankhafter Weise kopiert, sei es, daß die Kranken sich intellektuell auf überragender Höhe fühlen (Weltverbesserer, Volksbeglücker, Erfinder), sei es, daß sie sich berufen fühlen, in religiöser Beziehung die Menschen zu bessern, sie auf den rechten Weg zu führen und ihnen die ewige Seligkeit zu verschaffen, sei es, daß sie infolge ihrer Abstammung auf den Höhen der Menschlichkeit zu wandeln glauben. Eine letzte Gruppe der Selbstüberschätzungsideen entspricht wieder der Erotik; sie ist häufig mit den übrigen Formen verknüpft.

Die Kranken arbeiten Pläne aus, die die soziale Lage der Menschheit von Grund auf bessern sollen. Das Sparsystem, die Verteilung der Abgaben, die Art der Ackerbebauung, die Ausbeutung der Bodenschätze muß nach völlig anderen Prinzipien geregelt werden. Bei allgemeiner Gleichheit hat jeder Mensch nur ein Minimum von Arbeit zu leisten; Pläne zu Lotterien, bei denen jedes Los gewinnt, werden ausgearbeitet. Eine gleichmäßige Verteilung des Besitzes liegt anderen Ideen zugrunde. Für die Ernährung der Säuglinge, die Erziehung der Kinder, eine Reform des Schulunterrichtes, die Kräftigung des Volksstammes werden allgemein gültige Methoden und Regeln aufgestellt. Alle diese Probleme werden in umfangreichen, schwülstigen Schriftstücken ausgearbeitet, die entweder als Flugschriften und Bücher herausgegeben oder aber der Regierung, dem Reichstage, dem Kaiser zur Erprobung und Ausführung übersandt werden.

Andere derartige Kranke werden mit einem Schlage berühmt werden und ungemessene Reichtümer erwerben durch die Ausbeutung von Erfindungen, die sie gemacht haben oder zu machen im Begriffe sind, an denen ihnen oft nur eine winzige Kleinigkeit fehlt. Ohne die geringsten Vorkenntnisse machen sie sich an die schwierigsten Probleme heran, wollen das Perpetuum mobile, das lenkbare Luftschiff, das Unterseeboot erfinden, elektrisch vom Lande aus zu leitende Schiffe, Torpedos, Kriegsmaschinen aller Art konstruieren, Metalle veredeln, Gold machen. Pläne, die Kräfte des Niagara, des Rheins, der Gebirgsbäche auszunutzen, die Sonnenwärme durch Spiegel aufzufangen und nutzbar zu machen, die Elektrizität der Luft zur Straßenbeleuchtung zu verwerten, werden mit durch keinerlei Sachkenntnis getrübtem Vorurteil ausgearbeitet. Mit durchaus unzulänglichen Mitteln gehen sie an die Verwirklichung ihrer Pläne; ihre Zeichnungen, ihre schriftlichen Ausarbeitungen werden immer abenteuerlicher, ihre Modelle immer verwickelter, ungeheuerlicher und unverständlicher. Aus allen möglichen Abfällen von Holz und Metallteilen setzen sie mit großem Aufwand von Draht und Bindfaden Maschinen zusammen, die das Prinzip ihrer Erfindungen auch dem Ungläubigen sofort klar machen sollen, Zeit und Geld opfern sie für ihre hochfliegenden Pläne, bemühen sich um Patente, suchen für die Verwertnng ihrer Erfindungen, die ganz zweifellos berufen sind, eine Umwälzung auf allen Gebieten menschlichen Könnens herbeizuführen, Geldleute zu interessieren. Sehen sie dann, daß ihre vermeintlichen Erfindungen bereits von anderen seit Jahren gemacht und vervollkommnet sind, so hat man ihnen ihre Pläne abgelauscht, ihre Zeichnungen, ihre Modelle entwendet, ihre Patente, oft auch ihre Gedanken entzogen. Maßlos sind ihre Hoffnungen, die sie an unbedeutende wirkliche Erfindungen knüpfen, die sie für epochemachend halten, von denen sie Millionenerwerb erhoffen und sei es auch die Erfindung eines Patenthosenknopfes. Unerschütterlich glauben sie an ihre Erfindungen und deren Zukunft, unverzagt arbeiten sie Jahrzehnte hindurch weiter an deren Vervollkommnung, opfern jeden Pfennig ihres Besitzes dafür, bis sie schließlich am Bettelstab sind. Aber auch dann ist ihr Mut noch nicht gebrochen: ihre Erfindung wird ihnen in kurzer Zeit alles wieder einbringen, die Ausbeutung ihrer Patente wird Millionen abwerfen, man bemüht sich schon darum. Sie werden in ihren Ansprüchen um so maßloser, je unbegründeter dieselben sind und fordern von der Allgemeinheit, vom Staate Unterstützung ihrer Bestrebungen.

Den Weltverbesserern nahe stehen die Religions- und Sektenstifter, die Propheten und Bußprediger. Der Kranke ist der Auserwählte Gottes, der andere Messias, Gottes Sohn, sein Prophet, der Papst der Päpste, der verheißene Erlöser. Mit ausgedehnter Bibelkenntnis, reichlichen Zitaten aus religiösen Schriften, den Resultaten religiöser Grübeleien, den Erzählungen traumhafter ekstatischer Erlebnisse weiß er seine „Lehre“ auszuschmücken und eindringlich zu machen. Allwissend, von Gott selbst mit der Gewalt über Leben und Tod ausgestattet, als Erlöser der Menschheit, die tief im Sündenpfuhl steckt, geweiht, gereinigt durch den heiligen Geist, der in Gestalt einer Taube zu ihm herabgekommen ist, verkündet er den rechten Glauben, sucht er die Menschheit zu bekehren, kommt er als Vorbote des jüngsten Gerichtes, um die Schafe von den Böcken zu sondern. Er allein weiß die heilige Schrift richtig auszulegen, er hat die Kraft der Wunderheilung, sein Gebet vermag Blinde sehend und Lahme gehend zu machen, der Tod hat ihm gegenüber keine Macht. Er hat Kämpfe mit dem Teufel zu bestehen, der leibhaftig zu ihm kommt, den er durch sein Gebet überwindet, so daß er durch den Schornstein entweicht; er steht mit Gott im Bunde und bewirkt, daß Krieg, Not und Tod aus der Welt verschwinden, daß die Irrenhäuser leer werden. Er hat im nächsten Weltkrieg eine entscheidende Rolle zu spielen, wie Gott sie ihm bestimmt hat, dem deutschen Kaiser zum Siege zu verhelfen, England vom Erdboden verschwinden zu lassen. Er muß gegen den schlechten, den lutherischen Glauben kämpfen, hat seine Mission von Gott selbst erhalten, will alle Welt in den Schoß der katholischen Kirche zurückführen. Die Internierung in der Anstalt ist eine Prüfung, Gottesschickung, dient zu seiner Läuterung, damit er das Elend dieser Welt besser kennenlernt und den Kelch des Leidens ganz leert. Gott wird ihn, wenn seine Zeit erfüllt ist, selbst wieder herausführen. Wie Christus 40 Jahre alt war, als er gekreuzigt wurde, so wird auch seine Zeit in 40 Jahren erfüllt sein; er wird als König der Ehren in Neu-Jerusalem einziehen und die Menschheit glücklich machen.

Nach längerer Zeit der Vorbereitung erhält der Kranke dann von Gott den Befehl, seine Sendung zu erfüllen. Er beginnt, Buße zu predigen, dabei meist die berufenen staatlichen Diener der Kirche anzugreifen, seine göttliche Sendung zu verkündigen. Gelingt es solch einem Propheten, eine kleine Gemeinde Gläubiger um sich zu scharen, die seinen Worten vertraut, seinen Geboten folgt, — und das ist häufig der Fall — so greift sein Größenwahn auf alles Weltliche über; er fühlt sich als der Beherrscher der wahrhaft Gläubigen, erkennt keine weltliche Autorität mehr an, kommt in ständigen Konflikt mit den weltlichen Machthabern, setzt Könige und Kaiser ab, entthront den Papst, spricht öffentlich gegen den Bischof, glaubt die Welt regieren zu können unter Hinweis auf die zahlreiche, über die ganze Erde verbreitete Gemeinde seiner Anhänger, die in Wirklichkeit aus einigen schwachsinnigen Alten, hysterischen Frauenzimmern, von der Arbeit zermürbten, stark suggestiblen Individuen besteht. Gerade diese Art von Wahnvorstellungen geht mit zahlreichen Erinnerungsfälschungen, traumhaft-ekstatischen Erlebnissen und Sinnestäuschungen einher.

Eine noch größere Bedeutung haben die wahnhaften Erinnerungsverfälschungen bei der nächsten Gruppe von Größenwahnsinnigen, wo die Idee hoher Abstammung in den Vordergrund des Wahnes tritt, den „Genealogen" der französischen Autoren. Der Kranke hat zu Anfang das Gefühl, daß seine Überlegenheit von der Umgebung mehr und mehr anerkannt wird. Die Leute drehen sich auf der Straße nach ihm um, stoßen sich an, sobald er vorbeigeht, tuscheln, sehen ihn bedeutungsvoll an, machen ihm ehrerbietig Platz. Er fängt im Vorübergehen Bemerkungen auf, daß er adelig, gefürstet, aus königlichem Blute sei; fremde Menschen grüßen ihn respektvoll. In seiner Gegenwart unterhält man sich von einem Prinzen. Angehörige des Fürstenhauses begegnen ihm auffallend oft auf seinen Spaziergängen, danken ihm immer sehr höflich für seinen Gruß, sehen sich nach ihm um. Der Herzog erkundigt sich im Vorüberfahren nach ihm, er hört zufällig seinen Namen aussprechen und den Herzog fragen: Ist er denn auch würdig? Ein Lakei des Fürsten X. folgt ihm längere Zeit in geringem Abstande. Hochgestellte Damen können den Blick nicht von ihm wenden, seufzen, wenn sie ihn sehen, ziehen in bedeutungsvoller Weise das Taschentuch. Er hört, wie die Umstehenden von ihm sagen: er ist aus altem Adel, ein unehelicher Sohn des Königs. Der König erhebt ihn im Vorbeifahren in den höheren Adelsstand. Sein Bild wird als das des Prinzen Y. in allen illustrierten Zeitschriften gebracht. Er merkt, wie seine Eltern, die eigentlich ja nur seine Pflegeeltern sind, im Nebenzimmer flüstern, ihn bei seinem Eintreten besonders ernsthaft grüßen oder verlegen anschauen. Beim Besichtigen der Bilder in der Kunstausstellung, im Königlichen Schlosse wird ihm mit einem Male aus der Familienähnlichkeit klar, daß er aus einer alten Adelsfamilie, aus dem Königshause stammt, daß er der außereheliche Sohn eines Prinzen, der rechtmäßige Thronerbe ist. Er hat gehört, wie seine Pflegeeltern sich im Nebenzimmer unterhielten, daß er als Kind aus dem wunderschönen Garten seiner Eltern von Zigeunern geraubt wurde, oder, daß seine Pflegeeltern ihn im Walde verirrt gefunden und als ihr eigenes Kind erzogen haben; er wird von ihnen zurückgehalten, um ein großes Lösegeld zu erpressen, weil er um die ihm zustehende Erbschaft betrogen werden soll, auf Anordnung des Bruders, der ihm den Thron rauben will. Seine eigentlichen Eltern sind ohne Nachricht von ihm, sie inserieren nach ihm in den Zeitungen, um seinen Aufenthaltsort zu erfahren, haben die Polizei, Scharen von Detektivs mit Nachforschungen beauftragt; doch die Pflegeeltern haben ihn geschickt verborgen gehalten, haben schließlich, als ihnen das Messer an der Kehle stand, seine Aufnahme in die Irrenanstalt durchgesetzt, um ihr Verbrechen zu verdecken. Der Kranke tut endlich Schritte, um zu seinen Gütern, seinem Gelde, seiner gesellschaftlichen Stellung zu gelangen: er wendet sich schriftlich an seine vermeintlichen wahren Eltern, droht seinen Vergewaltigern, versucht Liebesbeziehungen mit hochgestellten Persönlichkeiten anzuknüpfen, unterschreibt sich als adelig, als Fürst, als Prinzessin, belästigt schließlich seine vermeintlichen Eltern und Verwandten auf der Straße, wird tätlich gegen seine Pflegeeltern, ruft die Hilfe der Behörden an. Andere derartige Kranke verüben Hochstapeleien, bis sie endlich in der Irrenanstalt stets anspruchsvoll und anmaßend, in stetem Kampfe mit ihren Mitkranken, die sie nach Möglichkeit zu tyrannisieren suchen, in stetem Kampfe mit den Ärzten, oft in teilweiser illusionärer Verfälschung ihrer Umgebung ihr Dasein beschließen.

Der Wahn hoher Abstammung leitet hinüber in den erotischen Größenwahn. Ein feingekleideter, anscheinend hochgestellter Herr sieht die Kranke auf der Straße so eigentümlich an, schaut sich nach ihr um, folgt ihr, um zu sehen, wo sie wohnt. Wenige Tage später trifft sie ihn wieder, eine rote Rose im Knopfloch; er lächelt sie an, winkt ihr zu, deutet auf seine Rose. Er lädt sie durch Zeitungsannoncen zum Stelldichein, erklärt ihr durch die Zeitung seine Liebe, gibt ihr zu verstehen, daß er ohne sie nicht leben kann. Sie geht zum Stelldichein und findet niemand, der sie erwartet. Aber schon am nächsten Tage trifft sie ihn wieder; er gibt ihr zu verstehen, daß seine Verwandten gegen seine Liebe sind und seine Pläne zu durchkreuzen suchen. Sie merkt, daß alle Welt von ihrer Liebe weiß, daß es ein sehr hochgestellter Herr sein muß, der um sie wirbt. Man spricht davon in Andeutungen, wenn sie vorübergeht; die Zeitungen bringen Gerüchte über eine in Aussicht stehende Verlobung eines Prinzen, des verwitweten Landesfürsten: da merkt sie, daß er es ist, der ihr in Verkleidung folgt, daß sie die Auserkorene ist, daß sie dem Fürsten zur linken Hand angetraut werden soll. Am anderen Tage steht es auch schon in der Zeitung, unter der Chiffre der Anfangsbuchstaben ihres Namens findet sie die Aufforderung zur Verlobung. Sie beeilt sich, entweder auf dem gleichen Wege oder schriftlich oder gar mündlich ihre Zustimmung zu geben. Doch die Gegnerschaft der Verwandten, der Hofgesellschaft, der Mätresse des Fürsten ist zu mächtig; sie wird ins Irrenhaus gesperrt. Aber auch hier liest sie täglich aus den Inseraten der Zeitung, wie tief der Geliebte sie bedauert, wie er kein Mittel unversucht läßt, sie zu erlösen und heimzuführen. Täglich liest sie, daß sie sich nur noch kurze Zeit gedulden solle, daß ihr bald die gebührende Genugtuung für ihre Leiden werden solle; um sie wenigstens zu sehen, besucht der angebliche Liebhaber sie verkleidet in der Anstalt.

In ganz ähnlicher Weise fühlt der männliche Kranke die Blicke einer hochstehenden Dame, einer Gräfin, der Prinzessin auf sich ruhen. Auch er findet täglich in der Zeitung, an der Litfaßsäule Aufforderungen zu einem Zusammentreffen, zu Fensterpromenaden, aus seiner Zurückhaltung herauszutreten, bis er sich schließlich zu weiteren Schritten entschließt, wirklich Fensterpromenaden macht, die Dame auf der Straße belästigt, sie anspricht, ihr liebeglühende Briefe schreibt. Aus dem Gespräche Fremder, aus der Zeitung entnimmt er endlich, daß sie ihn in ihrer Wohnung erwartet; er läßt sich bei ihr melden, gesteht ihr seine Liebe, erfährt die verdiente Abweisung, läßt sich aber dadurch nicht beirren, wird zudringlich und endet ebenfalls im Irrenhause, wo er seine erotischen Ideen weiter pflegt, alles Mißgeschick als Prüfung seiner Liebe auffaßt und den Tag zu erkämpfen sucht, der ihm die Freiheit und die Erfüllung seiner Liebeshoffnungen bringen soll. Zur Erreichung ihrer ehrgeizigen Pläne wenden derartige Kranke ihr ganzes Vermögen auf; für Zeitungsinserate geben sie Unsummen aus, ebenso für Geschenke, für einen weit über ihre Verhältnisse hinausgehenden Kleiderluxus, um standesgemäß gekleidet zu sein. Sie reisen den geliebten Personen nach, vernachlässigen ihren Beruf, kommen schließlich zu keiner geordneten Beschäftigung mehr, müssen in der Anstalt auf Armenkosten verpflegt werden.

Die in der obigen schematischen Beschreibung in bunter Reihe aufgezählten, teilweise lose aneinandergereihten Vorstellungen der Beeinträchtigung und der Größe kombinieren sich in der mannigfaltigsten Weise. Gerade die formal logische Verknüpfung der Ideen untereinander, wie sie oft nur angedeutet werden konnte, die langsame Entstehung von Verfolgungs- und Größenideen auseinander auf dem Wege des logischen Schlusses ist eines der Kennzeichen des paranoischen Wahnes. Der Erfinder schließt, da er seinen pekuniären Ruin vor Augen hat, daß feindliche Mächte ihn um die Früchte seiner Arbeit bringen, die Geliebte des Herzogs schließt, weil sie ihr Ziel, die Vereinigung mit der geliebten Person, nicht zu erreichen vermag, daß die Hofkamarilla ihr entgegenarbeitet, der Messias ist sich über die Verfolgungen von seiten der ungläubigen Mitmenschen im klaren, hält sie für Gottesschickung, der entführte Prinz glaubt an unlautere Motive, die seine Pflegeeltern bestimmen, ihn seinen wirklichen Eltern vorzuenthalten. Der Kranke verarbeitet sowohl die äußeren Eindrücke wie seine eigenen Überlegungen im Sinne seiner krankhaften Grundvorstellungen, er läßt sich nicht als Spielball augenblicklich auftauchender Vorstellungen und normaler oder krankhafter Sinneseindrücke bald in diese bald in jene Wahngruppe drängen.

Der Paranoiker baut sich eben ein Wahnsystem auf, d. h. aus der allgemeinen Grundrichtung seiner wahnhaften Vorstellungen heraus entwickelt er in der skizzierten Weise aus äußeren oder inneren Gründen eine spezielle Wahnform, mit der alle weiter entstehenden Einzelheiten logisch verknüpft werden, in deren Sinne alle Wahrnehmungen gedeutet, der alle Vorstellungen untergeordnet werden, die derart langsam vervollständigt wird. Dieses Wahnsystem ist fixiert, d. h. in seiner Ideenrichtung unverrückbar; dagegen kann es durch die Art des Ausbaues zu einer großen Verschiedenheit der im Grunde gleichen Systeme kommen. Der Entwicklungsreihen, die der gleiche Grundwahn nehmen kann, gibt es so viele als Paranoiker. Im Sinne des Individualcharakters, der durch die Erziehung eingeimpften Voraussetzungen, der durch die Schulbildung erworbenen Kenntnisse, besonders der im Kampfe ums Dasein gewonnenen Lebenserfahrungen entwickelt sich in der durch die paranoische Veranlagung gegebenen allgemeinen Richtung das Wahnsystem zu einer individuellen Einheit, deren Einzelheiten äußere Momente wohl auslösen können, ohne daß es ihnen aber möglich wäre, einen wesentlichen Einfluß auf ihre Art, Richtung und Stärke zu gewinnen. Der Ausbau des Wahnsystems erfolgt logisch, soweit es möglich ist. Sobald dem Paranoiker in der Kette wahnhafter Vorstellungen, die sein individuelles System bilden, eine Lücke erscheint, seine Befürchtungen, Wünsche und Hoffnungen den bisherigen wahnhaften Verfolgungs- oder Größenideen zu weit vorausgeeilt sind, ergänzt er dieselben auf dem Wege der Kombination, wonach diese Unterform der Paranoia ja auch ihren Namen führt. Wird diese Lücke jedoch zu groß, um auf dem Wege rein kombinatorischer Vorstellungsreihen überbrückt zu werden, so sucht er die logische Verknüpfung seiner Vorstellungen, die Einheit seines Wahnsystems dadurch zu erhalten, daß er Erinnerungsfälschungen einschiebt, soweit ihm nicht Trugwahrnehmungen zu Hilfe kommen. Der Nachweis einer individuell bedingten Einheit des Wahnsystems bzw. des unausgesetzten Strebens danach ist unerläßlich für die Annahme einer Paranoia combinatoria.

Die Wahnideen des Paranoikers behalten meist bis in die letzten Stadien der Erkrankung ein erträgliches Maß von Möglichkeit, in den früheren Zeiten pflegen sie auch dem Geistesgesunden in ihren Gedankengängen stets verständlich zu sein, weswegen es dem Kranken häufig gelingt, seine Umgebung von der Richtigkeit seiner Wahnideen zu überzeugen und selbst fernerstehenden kritischen Naturen, häufig selbst dem Irrenarzte ist es im Anfange des Beeinträchtigungs-, des Eifersuchtswahnes, ebenso des Wahnes krankhafter Erfinder, erotischer Größenideen, vor allem aber im Anfange des Querulantenwahnes, schwer oder unmöglich zu erkennen, ob es sich um ein paranoisches Wahngebilde handelt, ob hinter den Erzählungen wenigstens ein wahrer Kern steckt, ob endlich die Erzählungen völlig der Wahrheit entsprechen. Die Wahnideen des Paranoikers fallen lange Zeit aus dem Rahmen des wirklichen Geschehens und normaler Möglichkeiten nicht heraus.

Eines dürfte aus der Skizzierung paranoischer Wahnformen noch hervorgehen: die völlig divergierende Auslegung, die dieselben Sinneseindrücke, dieselben Geschehnisse in der Außenwelt durch den Paranoiker erfahren können je nach der beherrschenden Vorstellungsrichtung oder, nach den früheren Ausführungen, besser noch nach der vorpsychotischen Denkrichtung. Das geheimnisvolle Flüstern, die eigentümlichen Blicke der Umgebung, eine gewisse Verlegenheit Nahestehender bei plötzlichen Begegnungen bedeuten dem verfolgungswahnsinnigen Paranoiker, daß die Personen mit seinen Verfolgern unter einer Decke stecken, daß sie von den Nachstellungen, denen er ausgesetzt ist, wissen, eventuell sogar, daß sie ihn wegen der Untreue seiner Frau, wegen der ihm noch drohenden Verfolgungen bedauern, dem Größenwahnsinnigen, daß sie in ihm etwas Höheres sehen. Was dem einen Ausdruck höchster Mißachtung oder größten Bedauerns ist, erscheint dem anderen als Zeichen der Ehrerbietung und des Neides. Dabei kann die tatsächliche Grundlage der falschen Vorstellungen eine durchaus richtig aufgefaßte sein; die Leute werden häufig dem Kranken ein erhöhtes Interesse, eine größere Aufmerksamkeit schenken, eben weil sie merken, daß sie einen Geisteskranken vor sich haben, den sein scheues Betragen, sein mißtrauisches Gesicht, vielleicht seine eigenartige Tracht, andererseits seine erhabene, hochmütige Miene, sein erotisches Gebahren, seine stutzerhafte Kleidung als solchen auch für den Laien erkennen lassen.

Die Sinneswahrnehmungen des Paranoikers sind zum größten Teile völlig richtige, sie werden nur falsch gewertet und zwar im Sinne des herrschenden Wahnes. Daß dabei arge Verzerrungen der tatsächlichen Bedeutung der wahrgenommenen Vorgänge gewöhnlich sind, daß vor allem bedeutungslosen Wahrnehmungen größte Wichtigkeit beigemessen wird, ist bei der Überwertigkeit der Vorstellungen und der Stärke der Affekte des Paranoikers erklärlich. Von manchen Seiten ist deshalb eine Art Hypervigilität, eine Steigerung der Beobachtungsgabe, ja direkt eine Schärfung des Verstandes, vor allem der Aufmerksamkeit und des Gedächtnisses während des Verlaufes der paranoischen Erkrankung angenommen worden unter Hinweis auf die häufige Beobachtung, daß die Kranken weit zurückliegende Situationen mit allen Einzelheiten reproduzieren, daß sie in jedem Augenblicke logisch zusammenhängend, sinnlich lebhaft und mit anscheinend großer Treue fern liegende Ereignisse schildern, Gespräche usw. wörtlich wiederholen können. Wenn auch nicht zu bestreiten ist, daß das Gedächtnis der Paranoiker für Situationen, denen sie für sich und ihren Wahn Wichtigkeit beimessen, tatsächlich oft staunenswert ist, erklärlich durch die intensive Konzentration des gesamten Denkens auf den Wahn und die mit ihm in Zusammenhang tretenden Vorgänge, so ist doch derartigen Hypermnesien gegenüber größte Vorsicht am Platze, da in fast allen Fällen bald häufiger, bald seltener Erinnerungsfälschungen die Reproduktionstreue zu vermindern pflegen. Die Häufigkeit solcher Konfabulationen ist gelegentlich eine so große, daß man mit Neisser von einer „konfabulierenden Paranoia" sprechen könnte. Oft ist es schwer zu entscheiden, was an den Erzählungen der Kranken Wahrheit, was hinzugedichtet ist, was endlich auf wirklichen Sinnestäuschungen beruht, da Wahrheit und Dichtung sich innig durchflechten, die Kranken beides logisch verknüpfen, wie die Erdichtungen überhaupt meistens dem unbewußten Verlangen der Kranken nach Logik entspringen, um Lücken in der Beobachtungs- und Vorstellungsreihe auszufüllen. Aus diesem Grunde ist es sicherlich falsch, das Bestehen von Konfabulationen an sich schon als den Ausdruck einer Geistesschwäche des Paranoikers zu betrachten, wie es von einigen Autoren geschehen ist; die Entstehung von Konfabulationen zeigt vielmehr, daß die logische Verknüpfung, die bei den Geistesgesunden alle Wahrnehmungen und Geschehnisse finden müssen, auch für den Paranoiker Naturnotwendigkeit bleibt, da eine Abnahme der Merkfähigkeit leicht auszuschließen ist. In der Mehrzahl der Fälle von Verfolgungswahn handelt es sich um nachträgliche Verfälschung wirklicher Erlebnisse; seltener ist die freie Erfindung angeblicher Erinnerungsbilder. Letztere Art von Konfabulationen ist zahlreicher im Zusammenhange mit Größenideen. Der Wahn hoher Abstammung vor allem zwingt zu derartigen Verfälschungen des gesamten Vorlebens bis in die Kindheit hinein, aber auch der religiöse, der erotische Größenwahn, wie von den Beeinträchtigungsideen besonders der Eifersuchtswahn geht vielfach mit frei erfundenen Erinnerungsfälschungen neben nachträglich umgewerteten einher. Der in der frühesten Kindheit erfolgte Raub aus dem Elternhause durch Zigeuner oder gedungene Banditen, das Verirren im Walde und Auffinden durch die vermeintlichen Pflegeeltern, das unsere Opernliteratur in so hervorragendem Maße befruchtete, einerseits, konfabulierte Kämpfe mit dem Teufel, Erscheinungen Gottes und seiner Heiligen, konfabulierte Begegnungen mit der geliebten Person andererseits müssen den Zusammenhang im Wahngebäude herstellen. Nachträglich wird ein Zusammenhang zwischen den Handlungen der angeblich ungetreuen Ehefrau hergestellt, wird der Beweis für die Verfolgungen aus angeblichen Äußerungen Angehöriger oder Fremder geschmiedet. Oft läßt in derartigen Fällen das völlig passive Verhalten des Kranken sowie das blinde Fürwahrhalten derartiger Situationserinnerungsfälschungen diese als solche erkennen.

Noch schwieriger als die Entscheidung, ob es sich um wirkliche oder erdichtete Erlebnisse handelt, ist häufig die, ob eine Konfabulation oder eine Sinnestäuschung vorliegt. Es gibt sicher nur wenige Fälle kombinatorischer Paranoia, deren Geschichte nicht zu irgendeinem Zeitpunkte vereinzelte Sinnestäuschungen auffinden läßt. Besonders treten dieselben in den Stadien beschleunigten Vorstellungsablaufes verbunden mit allgemeinen Unruheerscheinungen und stärkerer affektiver Betonung der intensiver hervortretenden Wahnideen hervor, wie sie als interkurrente Erregungszustände das einförmige Bild der Paranoia gelegentlich zu unterbrechen pflegen. Es handelt sich in der Mehrzahl der Fälle um vereinzelte Gehörstäuschungen von der Art der Illusionen, seltener um Täuschungen auf einem der übrigen Sinnesgebiete. Gelegentlich kommen aber auch kürzere oder längere Perioden lebhafter bis massenhafter Trugwahrnehmungen vor, die mit Erregungszuständen lebhafterer Art einhergehen; dieselben sind jedoch wohl nie so stark, daß sich psychische Zustände entwickeln, die man als halluzinatorische Verwirrtheit bezeichnen könnte. Vereinzelte Sinnestäuschungen werden häufig von den Kranken dissimuliert, weil dieselben einmal ihre Trugwahrnehmungen von den normalen Wahrnehmungen zu unterscheiden wissen, wenngleich sie ihnen dieselbe Realität beimessen, weil sie sich andererseits sagen, daß derartige, ihnen selbst eigenartige Wahrnehmungen von ihrer Umgebung, das heißt ihren Feinden, noch weniger verstanden, demgemäß als Zeichen geistiger Störung ausgelegt werden, was sie zu vermeiden suchen. In Zuständen interkurrenter Erregung enthüllt sich dann oft, daß der Kranke bereits seit Jahren halluziniert hat, wie der infolge seiner Veranlagung verschlossene, mißtrauische Paranoiker, worauf Gerlach hinweist, überhaupt häufig erst in einem Zustande gesteigerter Affektivität mit ihrer verminderten Hemmung sein Innenleben preisgibt. Es ist deshalb anzunehmen, daß die Paranoiker, die während ihrer Erkrankung anscheinend keine Trugwahrnehmungen aufweisen, diese, die vielleicht sehr selten bei ihnen auftreten, nur geschickt zu dissimulieren verstehen; dabei scheinen diejenigen Fälle, die die geringsten Intensitätsschwankungen zeigen, auch am seltensten von Sinnestäuschungen heimgesucht zu werden, was aus der Häufigkeit einer affektiven Genese der letzteren erklärlich ist, andererseits zur Erklärung des viel schwankenderen und lebhafteren Verlaufes der halluzinatorischen Paranoiaformen herangezogen werden muß.

Die Sinnestäuschungen sind häufig mit den Erinnerungsfälschungen innig verbunden, so daß der wirklich illusionäre und der erdichtete Anteil an ihnen nicht sicher zu trennen ist. Wesentliche Bedeutung erhält dieser Umstand bei der halluzinatorischen Form der Paranoia, wo näher darauf eingegangen werden soll. Illusionen und Erinnerungsfälschung haben ja auch in ihrer psychologischen Genese nahe Berührungspunkte.

Der Besprechung der Erinnerungsverfälschungen und der Trugwahrnehmungen ist der Hinweis auf die vor allem bei der religiösen, aber auch der erotischen Form des Größenwahnes häufigen ekstatischen Zustände anzuschließen, das heißt der Zustände über das Maß der Norm hinausgehender Ergriffenheit, die sich bis zur Verzückung mit Absperrung gegen jede äußere Wahrnehmung und jede vernünftige Überlegung steigern kann. Von altersher hat die religiöse Betrachtung am meisten zu derartigen ekstatischen Zuständen disponiert, weshalb auch der religiöse Größenwahn unter den Wahnformen der Paranoia am häufigsten derartige Zustände hervorruft. Ihr Vorkommen geht in den meisten Fällen mit entsprechenden Sinnestäuschungen einher oder wird durch solche gekrönt, beides aus dem gemeinsamen Boden der krankhaften Affektivität ent springend, wobei die Trugwahrnehmung des die Ekstase beherrschenden Vorstellungskomplexes durch die Steigerung der Gefühlsbetonung infolge des krankhaften Zustandes selbst in letzter Linie ausgelöst wird. Derartige Kranke sehen den Himmel offen, Gott inmitten seiner Heerscharen; die Sonne neigt sich vor ihnen, Gottes Stimme, der Engel Jubilieren, die Sphärenmusik wird ihnen verständlich.

Die Affekterregbarkeit des Paranoikers pflegt entsprechend der großen Bedeutung, die die wahnhaften Vorstellungen für den Kranken haben, eine krankhaft erhöhte zu sein, auch nachdem der primäre pathologische Affekt durch die erste Wahnbildung, mit der der Kranke den Grund für seine mißtrauische Gemütsverfassung, für die ihm unheimliche Veränderung der gesamten Umgebung, für seine innere Unruhe und Spannung gefunden, die Bestätigung seiner inneren Gehobenheit erhalten zu haben vermeint, abreagiert ist. Wie die Vorstellungen der Paranoiker, vor allem in den späteren Stadien der Krankheit, über das Maß der Norm mehr weniger hinausschießen, so zeigen auch die sie begleitenden Gefühlstöne je nach der Art des Wahnes in positiver oder negativer Richtung größere Ansprechbarkeit, als sie die gewöhnlichen Vorstellungen des Geistesgesunden begleitet. Diese gesteigerte Lebhaftigkeit pflegt sich einmal darin kundzugeben, daß die Kranken ihren Vorstellungen ein erheblich größeres Interesse widmen, als der Geistesgesunde auch für ihn nahe berührende Vorstellungskomplexe übrig hat, andererseits besonders darin, daß selbst leichte äußere Affektstöße über das Maß der Norm weit hinausgehende Erregungen hervorrufen können, die ihrerseits wieder die entsprechenden Handlungen auslösen. Schon der geringste Zweifel an der Richtigkeit der geäußerten Beeinträchtigungsideen, der leiseste Widerstand gegen die aus den Größenideen entspringenden Handlungen, ein unbedachtes Wort aus dem Munde des Arztes kann zu Zornesausbrüchen lebhaftester Art führen, gelegentlich schwere Verbrechen auslösen. Die Höhe der Affekterregbarkeit gibt bei der Paranoia combinatoria den wichtigsten Impuls für die Handlungen des Kranken ab.

Diese Handlungen entsprechen den die Paranoiker beherrschenden Vorstellungsreihen. Während der Paralytiker die schwersten Verfolgungs- oder Versündigungsideen lächelnden Angesichts zu äußern vermag, die wildesten Größenvorstellungen mit völlig uninteressierter Miene äußert, während der paranoid Demente teilweise in völliger Gleichmütigkeit seinen wahnhaften Vorstellungen gegenübersteht, zur Realisierung derselben nichts unternimmt, stellt das Leben des Paranoikers einen steten Kampf um seinen Wahn dar, da er in allen Einflüssen des Lebens ihm entgegenstrebende Mächte erkennt, gegen die er sich in Abwehrzustand setzt. Mit äußerster Konsequenz, unbekümmert um Fehlschläge, die ihm im Gegenteil nur zum Ansporn zu noch weiterer, mit zähester Energie geführter Verteidigung gegen seine Verfolger, weiteren Versuchen, seine Selbstüberschätzungsideen zu verwirklichen, dient, strebt er, seine Ziele zu erreichen. Seinen Verfolgern sucht er zuerst durch häufigen Wechsel seiner Stellung, seines Wohnortes, durch Reisen zu entgehen; er verbarrikadiert sich in seiner Behausung, schließt sich von der Außenwelt nach Möglichkeit ab, erfindet alle möglichen, zum Teil mehr oder minder komischen Schutzmaßregeln, läßt sein Haus von Hunden bewachen, verläßt nie unbewaffnet seine Wohnung. Allmählich geht dieser Zustand des passiven Schutzes gegen seine Widersacher in den des aktiven

Angriffs über. Er verlangt Hilfe bei der Polizei, erhebt Anklage vor Gericht, es kommt zu Beschimpfungen seiner vermeintlichen Gegner, öffentlichen Beleidigungen, ernsthaften Drohungen, endlich unter Umständen zu einer Gewalttat. Der Eifersuchtswahnsinnige sucht ebenso wie der geistesgesunde Eifersüchtige zuerst den ungetreuen Gatten zu überraschen, ihn zu entlarven; später kommt es auch hier zu wörtlichen und tätlichen Beleidigungen schlimmster Art, der Gattenmord bzw. sein Versuch pflegt der nicht seltene Ausgang zu sein, sofern der Kranke nicht vorher in der Irrenanstalt Aufnahme gefunden hat. Die Konsequenz, mit der der Größenwahnsinnige in langsamer Steigerung der angewandten Mittel seine Ziele zu erreichen sucht, ist bereits oben geschildert worden. Diese Konsequenz pflegt stets den Stempel der Verbohrtheit zu tragen, die im Verlaufe der Krankheit mehr und mehr zunimmt. Unbekümmert um die Folgen verläßt die vermeintlich betrogene Ehefrau den Gatten; ohne an die Zukunft zu denken, weist die Geschäftsfrau Kunden, von denen sie annimmt, daß sie ihr zur Schikane von der Konkurrenz gesandt sind, aus ihrem Laden; um den Verfolgern zu entgehen, geben die Kranken Lebensstellungen auf, wenn sie danach auch dem Nichts gegenüber stehen. Im Beginne der Erkrankung hält sich die Reaktion auf die Wahnvorstellungen noch in leidlichen Grenzen, entspricht im großen und ganzen den von Geistesgesunden unter ähnlichen tatsächlichen Verhältnissen einzuschlagenden Wegen, so daß sie nur deshalb als pathologisch zu bezeichnen ist, weil sie auf dem Boden krankhafter Ideen erwächst; nicht selten findet der Paranoiker dazu die Unterstützung seiner Umgebung oder der Behörden. Im weiteren Verlaufe wird sie ständig maßloser, bis es schließlich auch zu Handlungen kommen kann, die dem Geistesgesunden auf den ersten Anblick völlig unverständlich erscheinen, die sich aber bei Verfolg des paranoischen Gedankenganges doch bis zu einem gewissen Grade verstehen lassen. Nie kommt es zu wirklich unsinnigen Handlungen, wenngleich die Kranken nach jahrelangem Bestehen der Erkrankung oft auf eigenartige, schief und komisch wirkende Mittel, um dem für sie unerträglichen Zustande ein Ende zu machen, verfallen. Die normalen Hemmungen pflegen auch in den letzten Stadien dem Paranoiker nicht vollkommen verloren zu gehen; zu Kapitalverbrechen kommt es viel seltener als bei Geistesstörungen, die mit den gleichen Wahnideen eine Abschwächung der intellektuellen Funktionen verbinden, z. B. ist der Gattenmord im Eifersuchtswahne der Paranoia viel seltener als bei dem auf dem Boden des alkoholischen Schwachsinns entstandenen gleichen Zustande. Ein allgemeiner Bruch mit der Welt, ein gänzliches Zurückziehen in den eigenen Wahn pflegt im Endstadium der Paranoia einzutreten.

Neben diesen dem Wahne an sich entspringenden Handlungen pflegt die allgemeine Arbeitsfähigkeit des Paranoikers nur insoweit zu leiden, als er von seinen krankhaften Ideen in Anspruch genommen wird. Er vermag lange Jahre, selbst bis zum Tode umfangreichen Geschäften vorzustehen, klar zu disponieren, Ämter zu verwalten, vor allem auch seine persönlichen Angelegenheiten ohne Schwierigkeit zu versehen, seinen Lebensunterhalt zu erwerben, wenn auch die Ausdauer häufig zu wünschen übrig läßt. In der Irrenanstalt gehören die Paranoiker mit vorherrschenden Beeinträchtigungsvorstellungen zu den arbeitsamsten Insassen. Etwas anders verhält es sich mit den Größenwahnsinnigen, von denen stets eine gewisse Auswahl der ihnen zugemuteten Beschäftigung ausgeübt oder aber jede Arbeit außer der für die eigene Person abgelehnt wird. Diese Paranoiker sind jedoch mit der Bearbeitung der sie selbst und ihre Wahnvorstellungen betreffenden Dinge vollkommen beschäftigt, so daß man ein beschäftigungsloses Herumstehen, eine dauernde Untätigkeit auch bei ihnen kaum findet. Dem normalen Drange nach Beschäftigung pflegen nicht nur die Verfolgungswahnsinnigen, sondern auch die Kranken mit Selbstüberschätzungsideen nicht zu widerstehen. Bei der ersteren Gruppe ist das nicht weiter verwunderlich, zumal die Kranken bald merken, daß eine intensive Beschäftigung ihre beängstigenden Wahnideen zurücktreten läßt; eigenartiger berührt es, wenn der vermeintliche Millionär sich als fleißiger Bureauarbeiter, der neue Messias als Gärtner, die Fürstentochter als Näherin betätigt. Stets wird von den Kranken aber auch eine derartige Beschäftigung motiviert, bzw. läßt die Art, wie sie ihre Tätigkeit ausüben, oder die aus derselben entspringende Vergünstigung dieselbe verstehen. Wenn der zukünftige Millionär bei seiner Tätigkeit Gelegenheit findet, seine umfangreichen Schriftstücke, die seine Ansprüche beweisen sollen, zu schreiben und hinauszuschmuggeln, die Fürstentocher in der Nähstube über andere Einfluß zu gewinnen und auszuüben vermag, so ist das eine verständliche Erklärung für die Tatsache ihrer Betätigung; der vermeintliche Messias erklärt sie daraus, daß der erste Christus ebenfalls einfache Arbeit getan habe, daß in der Bibel geschrieben stehe, daß man dem Nächsten dienen solle, daß seine Gartenarbeit die Vorbereitung auf die Bebauung des himmlischen Gartens sei. Es versteht sich von selbst, daß derartige Kranke meist nicht imstande sind, ihren Lebensunterhalt zu erwerben, sobald sie auf eigene Füße gestellt sind, daß sie nach Aufzehren etwaigen Vermögens, sofern nicht vorher die Entmündigung bzw. die Anstaltsaufnahme erfolgt ist, der Armenpflege anheimfallen.

Es ist oft merkwürdig, wie wenig im Verlaufe der Paranoia trotz der starken egozentrischen Einengung des Gesichtskreises die altruistischen Gefühle leiden. Das Gefühl für die Familie, selbst für die Mitmenschen pflegt in den meisten Fällen durchaus erhalten zu bleiben, eher werden die Familienangehörigen als die unschuldig unter den Verfolgungen Mitleidenden angesehen als in den Kreis der Verfolger einbezogen, wenn es auch vorübergehend infolge des Widerstandes, den die Angehörigen dem Kranken in manchen Dingen zu leisten gezwungen sind, zu einem Bruche mit ihnen kommt. Auch in späteren Stadien des Leidens pflegen weibliche Kranke sich um ihre Mitpatienten hilfreich zu bekümmern und sich dabei oft mit feinem Gefühl gerade die bedauernswertesten und hilflosesten unter denselben auszuwählen. Auch die übrigen ethischen Gefühle bleiben in den ruhigen Zeiten stets erhalten; wo sich in Wort oder Tat in erregteren Stunden leichte Lockerungen der ethischen Gefühle erweisen, sind dieselben aus der Stärke der einstürmenden Verfolgungen, der Massenhaftigkeit der Sinnestäuschungen, der Intensität der begleitenden Affekte immerhin noch erklärlich; nie kommt es zu wirklich schamlosen unmotivierten Worten, noch weniger zu derartigen Handlungen.

Äußerlich kann man die Wahnrichtung des Paranoikers in vielen Fällen bereits aus seiner Haltung, seinem Gange, seiner Kleidung, seinem Wesen schließen, kurz ihm seinen Wahn vom Gesichte ablesen. Die einen sind verschlossen, mürrisch, lehnen jede Unterhaltung, besonders jedes Eindringen in ihre wahnhaften Gedankenkreise ab, wittern in jedem Eindringling einen neuen Feind;

die anderen sind lebhaft, prahlen mit ihren Erfindungen, ihrem Reichtum, ihren hochfliegenden Plänen, ihrer Zukunft, suchen ihrer Umgebung zu imponieren; wieder andere sind unnahbar, herablassend gegen jedermann; noch andere schreiten ernst einher, den Blick in die Ferne gerichtet, gemessen in ihrer Haltung wie in ihren Bewegungen. Doch auch bei den verschlossenen, ablehnenden Kranken kommt es nie zu einem völligen Abschluß, einem kritiklosen Zurückziehen in sich selbst, wie es in der Schizophrenie häufig ist; sie haben trotz allem den normalen Drang, sich irgend jemand anzuschließen, sich gelegentlich auszusprechen, sich wenigstens schriftlich in Konnex mit ihrer Umgebung zu setzen.

Die Ausdrucksmittel, Sprache wie Schrift, haben für den Paranoiker eine große Bedeutung. Mit rednerischer Gewandtheit, ohne zu stocken, da er dieselben Gedankengänge, dieselben Wahrnehmungen, dieselbe logische Verknüpfung beider bereits ungezählte Male sich selbst und anderen widerholt hat, verblüfft er durch die Sicherheit und Lückenlosigkeit, mit der er sein Wahnsystem enthüllt und scheinbar begründet. Ebenso weiß er seine schriftlichen Auslassungen stilgerecht abzufassen, auch wenn die Orthographie wegen geringer Schulbildung zu wünschen übrig läßt. In den späteren Stadien des Leidens pflegt die Freude am Niederschreiben der Wahnideen zuzunehmen, das letztere zum Zweck an sich zu werden; man kann beobachten, daß es dem Kranken Befriedigung bereitet, daß eine Verringerung seiner Affektspannung wenigstens für kurze Zeit eintritt, sobald er sich seine Leiden oder seine Pläne von der Seele heruntergeschrieben hat, ebenso wie ihm eine ruhige Aussprache wohltut, wenn es natürlich auch dadurch nicht gelingt, seine krankhaften Vorstellungen zu korrigieren oder ihm auch nur zweifelhaft zu machen. Sprachlicher Ausdruck wie Schrift erfahren dabei allmählich eine Neigung zu gezierter Ausdrucksweise, zu größerer Schwülstigkeit, Langatmigkeit, zu schnörkelhaften Umschreibungen, sie werden bilderreicher, pathetischer, eigenartig betont, was sich in der Schrift durch veränderte Buchstaben, häufige Unterstreichungen, Gebrauch der Anführungs-, Ausrufungs- und Fragezeichen äußert, schließlich in selteneren Fällen auch zur Bildung eigener Worte für die eigenartigen Quälereien und Sensationen, die ihnen selbst etwas Rätselhaftes sind, das sich mit keinem der gebräuchlichen Ausdrücke einigermaßen treffend bezeichnen ließe, führt. Derartige Wortneubildungen sind meistens auch dem Geistesgesunden ohne weiteres verständlich, oder sie werden es durch die Erklärungen der Kranken; nie findet sich Sprachverwirrtheit. Es gibt Paranoiker, die sich nur schriftlich über ihre Wahnideen auslassen, demgemäß bei jedem ärztlichen Besuche ein Schriftstück überreichen; es ist nicht festzustellen, ob es sich immer nur um eine Marotte der Kranken handelt, oder ob nicht auch, wie es wahrscheinlich ist, der Wunsch, dem Nächsten die Vorstellungen und Wahrnehmungen klarer und lückenloser zu erklären, mündlichen Erörterungen über peinliche, ihren ethischen Begriffen widerstrebende Dinge aus dem Wege zu gehen, mitspielt.

Wie das Handeln zeigt auch der formale Ablauf der Denkvorgänge keine wesentlichen Abweichungen von der Norm. Bei dauernder völliger zeitlicher und örtlicher Orientierung bis in die letzten Stadien der Krankheit hinein, bei ungestörtem Gedächtnisse und ungeschwächter Merkfähigkeit zeigt die Urteilskraft eine zunehmende Einbuße entsprechend den vorherrschenden Wahnideen, während sie auf außerhalb derselben liegenden Gebieten keine Störungen zeigt.

Auf die Ansichten mancher Autoren, die die Entwicklung eines Schwachsinns bei der Paranoia annehmen, wird gelegentlich der Besprechung des Krankheitsausganges noch zurückzukommen sein.

Besondere Störungen des Willens, soweit solche nicht der Ausfluß der überwertigen Wahnvorstellungen sind, bestehen bei der Paranoia nicht. Schon aus der Besprechung der Handlungen des Paranoikers geht hervor, daß die Willensstrebungen formal von denen des geistesgesunden Menschen im Grunde nicht abweichen, wenn sie auch ein verzerrtes Bild der normalen darstellen. Was die allgemeine Willensfreiheit betrifft, so erscheint dieselbe nach den Äußerungen der Kranken in einer Reihe von Fällen eingeschränkt, insofern sie aus der Unfähigkeit, ihrem Selbstbewußtsein entsprechende Leistungen zu vollbringen, schließen, daß ein anderer ihnen die Aktionsfreiheit behindere, oder aber insofern sie den Einfluß, den andere auf ihren Körper und Geist haben, aus den krankhaften Wahrnehmungen abstrahieren, die gerade in den Fällen mit „Beeinflussungswahn" die Kranken heimzusuchen pflegen; das Symptom ist deshalb auch bei der halluzinatorischen Form der Paranoia häufiger als bei der hier besprochenen. Nie handelt es sich bei dem Kranken um die Überzeugung, daß er „der unfreie Spielball unmittelbarer Einwirkungen durch andere (Kraepelin)" sei, sondern durch logische Überlegung, durch Abwägen der ihn treffenden Verfolgungen, der ihn belästigenden (Trug-) Wahrnehmungen, durch das Forschen nach den Gründen der Unfähigkeit, seine Pläne zu verwirklichen, kommt er zu dem Schlusse, daß ihm feindliche Gewalten sein Wollen und Handeln lähmen, daß ein Zwang auf ihn ausgeübt wird, gegen den er als seiner unwürdig mit allen Mitteln sich wehrt, dem er auf alle Weise zu entgehen sucht. Nie bildet der Beeinflussungswahn den Hauptbestandteil des Systems, sondern er ist stets nur eine vorübergehend geäußerte Vorstellung, die meist nur undeutlich auftaucht, oft nur als ein Ausdrucksmittel für das peinigende Gefühl innerer Ratlosigkeit dient, ohne daß der Kranke an eine wirkliche geheimnisvolle Macht, die andere Menschen über ihn auszuüben vermöchten, glaubt.

Der Verlauf der Paranoia combinatoria ist ein ausgesprochen chronischer. Fälle, in denen die Erkrankung 20 oder 30 Jahre besteht, sind keine Seltenheiten[1]). Bei einem Teile der Paranoiafälle mehren sich die krankhaften Vorstellungen in langsamer, doch stetiger Progression, nimmt die einseitige psychische Umwandlung des Individuums unaufhaltsam seinen Fortgang, ohne daß stärkere Schwankungen im Denken und Fühlen sich einstellen. In der Mehrzahl der Fälle jedoch wird die Ruhe der Krankheitsentwicklung gestört durch interkurrent eintretende Zustände von mehr minder langer Dauer, in denen eine plötzlich oder langsamer eintretende Verstärkung der Beschwerden die Eintönigkeit des Krankheitsverlaufes unterbricht. Anlaß zu derartigen akuteren Krankheitsvorgängen, die ein mehr schubweises Fortschreiten des Prozesses verursachen, geben meist äußere Anlässe, die die Affekterregbarkeit steigern, wie gemütliche Erregungen infolge widriger Ereignisse, ungeeignete Behandlung durch Angehörige, Pfleger oder Mitkranke, die zu Zusammenstößen mit der Umgebung

[1]) Unter 43 Fällen von Paranoia verschiedener Formen fand sich eine Krankheitsdauer von

über 5	10	15	20	25	30	35	40 Jahren
in 8	10	8	3	3	5	1	2 Fällen.

führen, getäuschte Hoffnungen, versagte Wünsche, kurz alles, was geeignet ist, das mühsam erhaltene gemütliche Gleichgewicht des Kranken zu stören. Die Art, wie der Paranoiker auf derartige gemütliche Eindrücke reagiert, braucht sich nur wenig über das Maß der beim Geistesgesunden natürlichen Reaktion zu erheben, kann aber auch eine zu der auslösenden Ursache in keinem Verhältnisse stehende sein. In den gemäßigten Erregungszuständen kommt es zu stärkerer Betonung der Wahnideen, zur Produktion neuer ausschmückender Vorstellungen, zur Ausdehnung des Kreises der Verfolger, zum Ausspinnen der megalomanen Hoffnungen. Äußerlich entspricht dem eine mehr minder starke motorische Unruhe, Vielgeschäftigkeit und Geschwätzigkeit. Die sonst zurückhaltenden Kranken schließen sich an andere, oft nicht die besten Elemente an, laufen rastlos umher, erzählen jedermann von ihren Verfolgungen, ihren hohen Positionen, ihrem Reichtum, ihren Fähigkeiten, vertrauen ihnen ihre Wünsche, Hoffnungen und Befürchtungen an, die sie sonst ängstlich hüteten; sie schreiben gegen ihre Gewohnheit viel, alles in eigentümlich überschwenglicher Weise. Je nach der Art ihres Wahnes kommt es zu einer Verstärkung der Affekte, ohne daß unter der ganzen Veränderung der innere Zusammenhang der Persönlichkeit wesentlich leidet. Während derartiger Zustände kommt es besonders häufig auch im Verlaufe rein kombinatorischer Paranoiafälle zu vereinzelten Sinnestäuschungen, vor allem solchen des Gehörs, seltener des Gesichtssinnes. Nach Stunden, meist nach wenigen Tagen, seltener nach einigen Wochen klingt der Erregungszustand ab, um dem vorherigen Zustande wieder Platz zu machen, der aber meist um einige ausschmückende neue Wahnideen oder um Variationen der schon bestehenden bereichert wird.

Die Zustände stärkerer Erregung, wie sie sich gelegentlich bei Fällen von Paranoia combinatoria finden, entwickeln sich in der Regel ziemlich schnell, nachdem einige Tage oder Wochen eine leichtere seelische Verstimmung der eben beschriebenen Art vorausgegangen ist. Die Kranken werden unruhiger, der Schlaf wird schlechter, zahlreichere Sinnestäuschungen treten auf, um das ursprüngliche Wahnsystem schießen in üppiger Blüte weitere Ideen maßloserer Art auf, besonders komplementäre Größenideen treten stärker hervor, werden gegebenenfalls in einem derartigen Zustande auch erst gebildet; unter Verstärkung der Lebhaftigkeit der entsprechenden Affekte kommt es zu häufigen Zusammenstößen mit der Umgebung, lebhaftem Querulieren, Schimpfereien, Durchstechereien, Ausbruchsversuchen. Nach Tagen, häufiger nach einer oder mehreren Wochen klingt der Zustand langsam ab, der Schlaf bessert sich, das etwas zurückgegangene Körpergewicht wird wieder normal, die Sinnestäuschungen nehmen an Lebhaftigkeit und Zahl ab, um endlich ganz aufzuhören, die akzessorischen Wahnvorstellungen verblassen, soweit sie nicht dem Grundwahne sehr eng verwandt waren und ihm angegliedert werden. Der Kranke nimmt seine gewohnte Beschäftigung, zu der er während des Erregungszustandes nicht zu bringen war, wieder auf und geht ohne intellektuelle Einbuße, doch mit etwas ausgebautem Wahnsystem wieder in das ruhige Fahrwasser paranoischer Weltveränderung ein.

In einem kleinen Teile soll es auch bei Paranoikern zu Zuständen kommen können, in denen unter massenhaftem Einstürmen von Sinnestäuschungen und entsprechend lebhafter Bildung oft nur wenig oder gar nicht zusammenhängender, maßloser wahnhafter Vorstellungen eine mäßige Verworrenheit eintritt. Derartige hochgradige Erregungszustände müssen immer zu einer strengen Revision der Diagnose veranlassen, sie sind an sich so wenig mit dem sonstigen Krankheitsbild der Paranoia im beschriebenen Sinne vereinbar, daß in den Fällen, in denen sie nicht nur episodenhaft ein oder wenige Male auftreten, ohne daß durch sie der bestehende Grundwahn an Bedeutung einbüßt, die Annahme einer sehr schleichend verlaufenden paranoiden Erkrankung sichergestellt ist. Besonders sind derartige schwerere Erregungszustände als Einleitung der eigentlichen paranoischen Erkrankung beobachtet worden in Fällen, in denen das auslösende affektive Erlebnis sehr stark und im Verhältnisse zur Stärke der paranoischen Veranlagung von überlegener Bedeutung zu sein schien. Aus der plötzlichen Einwirkung überwältigender psychischer Verstimmungen auf ein paranoisch veranlagtes Individuum wäre ein derartiger Verworrenheitszustand allenfalls noch verständlich. Eine andere Frage ist, ob derselbe dann noch zur Paranoia an sich zu rechnen ist, oder ob man nicht vielmehr annehmen soll, daß es sich um einen Amentiafall bei einem Menschen handelt, der sich gerade auf dem Wege zur Paranoia befand, die nach dem Abklingen der akuten Geistesstörung ausgebildet hervortritt. Jedenfalls ist Fällen mit derartigem akutestem Beginne, noch mehr aber solchen mit interkurrenten Verworrenheitszuständen gegenüber stets größte Skepsis betreffs ihrer Zugehörigkeit zur Paranoia am Platze.

Die Häufigkeit des Eintrittes derartiger interkurrenter Erregungszustände im Verlaufe der Paranoia combinatoria ist außerordentlich verschieden. Von Individuen, die ein Menschenalter hindurch ihr Wahnsystem langsam und stetig ohne merkliche Schwankungen entwickeln, gibt es alle Übergänge zu solchen, die mehrmals jährlich Zustände der beschriebenen Art durchmachen. Ja, es gibt sicher Fälle, in denen eine gewisse Periodizität im Auftreten akuterer Krankheitserscheinungen zu herrschen scheint; vor allem pflegt sich bei manchen weiblichen Kranken zur Zeit der Menstruation eine leichte Steigerung der Erscheinungen regelmäßig nachweisen zu lassen. Die Erregbarkeitssteigerung, die auch das geistesgesunde Weib in diesen Zeiten befällt, führt eben beim paranoischen Weibe zu einer vorübergehenden Steigerung der krankhaften Symptome. Aus derartigen Fällen mit ihrem scheinbar periodischen An- und Abschwellen schließen zu wollen, daß die Paranoia mit dem manisch-depressiven Irresein eins wäre, ist nicht berechtigt.

Die Paranoia hallucinatoria.

Die halluzinatorische Form der Paranoia ist charakterisiert durch das dauernde Auftreten zahlreicher sinnlich lebhafter Trugwahrnehmungen, die in engster Verknüpfung mit den Wahnideen, von absolutem Realitätswert für den Patienten, das Krankheitsbild beherrschen, von ausschlaggebender Bedeutung für die Ausgestaltung des Wahnes und die ihn begleitenden Affekte sind, in einzelnen Fällen auch für die Wahnentstehung verantwortlich gemacht werden müssen. Daneben finden sich stets noch Züge, die auf eine kombinatorische Weiterentwicklung, oft auch Entstehung des Wahnsystemes deuten, damit auf die nahe Verwandtschaft der halluzinatorischen mit der rein kombinatorischen Form der Paranoia hinweisen, die durch die zahlreichen Übergangsfälle, in denen eine Zuweisung zu einer der genannten Untergruppen schwierig oder unmöglich ist, gesichert wird.

Die halluzinatorische Paranoia beginnt fast ausnahmslos im späteren Alter. Vor dem 40. Lebensjahre ist die Erkrankung überaus selten, seltener als die Paranoia combinatoria; der Lebensabschnitt während und nach der Involution stellt den größten Prozentsatz (etwa 75%) an Erkrankungen. Von den Geschlechtern ist, wie bereits oben ausgeführt, das weibliche erheblich stärker beteiligt (3 weibliche auf 1 männlichen Kranken). In der paranoischen Veranlagung weichen die an halluzinatorischer Paranoia Leidenden nicht von den Konstitutionen ab, wie sie allgemein als der Paranoia zugrunde liegend gefunden wurden, nur scheinen die Kranken auch in der vorpsychotischen Lebensperiode sehr lebhaft erregbar zu sein und eine üppige Phantasie zu besitzen.

Was die Art des Beginnes anlangt, so läßt sich in einem recht erheblichen Prozentsatze der Fälle von Paranoia hallucinatoria eine akute oder subakute Entstehung des Wahnes und damit der eigentlichen Erkrankung nachweisen. Während bei der kombinatorischen Verrücktheit der Übergang aus der konstitutionell paranoischen Geistesverfassung zur ausgebildeten Krankheit meist langsam sich vollzieht, eine schleichende Wahngenese gewöhnlich, der Zeitpunkt des Beginnes der Erkrankung demgemäß häufig nur schwer oder gar nicht festzustellen ist, läßt sich der Riß, den der Ausbruch der Paranoia hallucinatoria im psychischen Leben des Individuums schafft, meist deutlich nachweisen, vor allem in den Fällen, in denen den Sinnestäuschungen nicht nur die Weiterentwicklung des Wahnsystems und die Unterhaltung seiner lebhaften Affektbetonung zugeschrieben werden muß, sondern in denen der Anstoß zur Erhebung der Wahnideen in das Bewußtseinsfeld auf Sinnestäuschungen zurückgeht. Es sind das Fälle, in denen im Anschlusse an eine Gemütserschütterung, an ein stark affektbetontes Erlebnis mit einem Schlage oder doch in wenigen Tagen oder Wochen unter massenhaften, lebhaften Trugwahrnehmungen ein weitverzweigtes, festgelegtes, unerschütterliches Wahnsystem bei einem Individuum erwächst, das früher wohl schon die Zeichen seiner paranoischen Veranlagung aufwies, bei dem aber Züge wirklicher Wahnbildung nicht nachweisbar waren. Derartige Fälle sind auch in der Paranoia hallucinatoria nicht übermäßig häufig, auch ist bei der oft vorhandenen Mangelhaftigkeit der Anamnese die Entscheidung darüber, ob vor Auftreten der Sinnestäuschungen das Vorstellungsvermögen sicher keine pathologischen Erscheinungen außer etwa der Tendenz zu Beziehungsideen darbot, oft ebensowenig möglich wie die Entscheidung darüber, ob nicht der Paranoiker seine Wahnideen bereits jahrelang dissimuliert hat und erst das Einstürmen massenhafter Trugwahrnehmungen seine Selbstbeherrschung soweit herabsetzte, daß er seine wahnhaften Vorstellungen preisgab, so daß der Satz von 33%, den eigene Erfahrungen für den Beginn der Paranoia hallucinatoria mit Sinnestäuschungen ergeben, nicht als feststehend anzusehen ist[1]). Als sicher ist aber zu betrachten, daß die halluzinatorische Verrücktheit auf äußere psychogene Anreize hin unter massenhaftem Auftauchen von Sinnes-

[1]) Von Bergers 18 Fällen schienen in 5 Sinnestäuschungen und Wahnideen annähernd gleichzeitig aufgetreten zu sein, in 2 Fällen bestanden die Sinnestäuschungen schon vor dem Auftauchen von Wahnideen, in 11 Fällen gesellten sich die Sinnestäuschungen zu dem schon bestehenden Wahnsystem hinzu.

täuschungen und in kurzer Zeit erfolgender Bildung eines ausgedehnten Wahnsystems entstehen kann, worauf die Weiterentwicklung in langsamem Fortschritt oder öfter schubweise teils unter der Einwirkung von Trugwahrnehmungen, teils rein kombinatorisch erfolgt.

In einer anderen Gruppe von halluzinatorischen Paranoiafällen pflegt die erste Wahnentstehung nicht von dem bei der Paranoia combinatoria beschriebenen Modus abzuweichen. Allmählich treten jedoch Sinnestäuschungen auf, immer häufiger und sinnlich lebhafter stürmen die Trugwahrnehmungen auf den Kranken ein, bis schließlich die letzteren das Krankheitsbild beherrschen, auch den Patienten selbst seine krankhaften Wahrnehmungen weit mehr belästigen als seine wahnhaften Vorstellungen; in diesen Fällen führen die Sinnestäuschungen dem Kranken seine Hoffnungen und Befürchtungen „gleichsam dramatisch“ vor. Die weitere Entwicklung des Krankheitsbildes kann entweder unter einer dauernden Fülle von Trugwahrnehmungen ihren Fortgang nehmen, oder es tritt auch hier nach kürzerer oder längerer Zeit eine mehr kombinatorische Weiterentwicklung des Leidens ein, die von Trugwahrnehmungen dauernd begleitet, modifiziert oder bestätigt wird. Da die Priorität in der Entstehung der einzelnen Symptome naturgemäß bei einem schleichend und langsam verlaufenden Leiden wie der Paranoia oft nicht zu entscheiden ist, so imponiert eine Anzahl von Fällen als eine innige Verbindung von zugleich entstandenen und im gleichen Schritte vermehrten und lebhafter gewordenen Wahnideen und Sinnestäuschungen. Auch in diesen Fällen wird die weitere Entwicklung des Wahnes, seine Ausschmückung und Fixierung von Trugwahrnehmungen unterhalten beziehungsweise begleitet.

Die Sinnestäuschungen gehören den verschiedensten Arten an; nicht immer ist sicher zu entscheiden, welche derselben vorliegt. Die Mehrzahl der Trugwahrnehmungen gehört in die Klasse der Illusionen im weitesten Sinne, die auch Kleist in allen seinen Fällen fand und die er treffend als Zwischenglied zwischen Mißdeutungen und Halluzinationen betrachtet. Es handelt sich um illusionäre Wahrnehmungen bzw. nachträgliche illusionäre Verfälschung an sich richtig wahrgenommener und entsprechend aufgefaßter Dinge. Im vorigen Abschnitte ist bereits an entsprechender Stelle auf die großen Schwierigkeiten hingewiesen worden, derartige Illusionen von Erinnerungsfälschungen an sich zu scheiden. Sicherlich werden in einer Reihe von Fällen anscheinende Sinnestäuschungen, vor allem solche, deren Eintritt schon weiter zurückliegt, vorgetäuscht durch die mangelhafte Reproduktionstreue bzw. durch nachträgliche wahnhafte Auslegung wirklicher Wahrnehmungen. Zwischen diesen Vorgängen bestehen auch keine wesentlichen Unterschiede hinsichtlich ihrer psychologischen Entstehung. In beiden Fällen findet eine Umwertung tatsächlicher Sinnesempfindungen im Geiste des herrschenden Wahnes statt; nur daß diese Umwertung und damit die Umbildung der Empfindung bei den eigentlichen Illusionen im Augenblicke der sinnlichen Wahrnehmung selbst erfolgt, während sie bei den illusionären Erinnerungsverfälschungen erst später, oft nach langer Zeit stattfindet. In gleicher Weise sind auch die wirklichen Halluzinationen zu bewerten, die wesentlich seltener (etwa in der Hälfte der Fälle) bei der Paranoia hallucinatoria auftreten, bei denen die wahnhaften Vorstellungen so starke sinnliche Eindruckskraft auf den Kranken selbst haben, daß sie die entsprechenden Sinnesempfindungen auslösen können, die eine bildliche Wiedergabe der herrschenden Denkrichtung mit allen ihren Strebungen darstellen. Hierher gehören auch diejenigen Fälle, in denen ein Lautwerden der eigenen Gedanken eintritt, eine Erscheinung, die besonders klar die Entstehung derartiger Wahrnehmungsfälschungen aus dem eigenen Denken beweist. Die Sinnestäuschungen sind eben der Inbegriff der das Individuum beherrschenden Vorstellungen, ihrerseits aber, wie Jelgersma ausführt, in hohem Grade dazu geeignet, den pathologischen Geisteszustand dadurch zu verstärken, daß der Kranke seine Halluzinationen als Bestätigung der Richtigkeit seines psychischen Zustandes hinnimmt.

Ebensowenig zweifelhaft wie die Entstehung von Sinnestäuschungen aus Wahnvorstellungen ist deshalb die Auslösung der letzteren durch Trugwahrnehmungen. Daß infolge dauernder Belästigungen durch beschimpfende Gehörstäuschungen, unangenehme szenenhafte Gesichtshalluzinationen, haptische Mißempfindungen, Geschmacks- und Geruchsstörungen Vorstellungen der Beeinträchtigung im Kranken aufkommen müssen, ist durchaus erklärlich; die Verfolgungsideen pflegen deshalb häufiger ihren Ursprung in Trugwahrnehmungen zu haben als die Größenideen. Aber auch den letzteren können Sinnestäuschungen zugrunde liegen, vor allem des Gesichts- und Gehörssinnes, wenngleich diese Art der Entstehung des Größenwahnes aus Störungen der Sinnesempfindungen heraus erheblich seltener ist und eher die wahnhaften Größenvorstellungen ihrerseits zu entsprechenden Halluzinationen führen. Die Wichtigkeit der Sinnestäuschungen für die Entstehung von Wahnideen erhellt sich besonders aus andersartigen Krankheitszuständen, die viele Berührungspunkte mit der Paranoia hallucinatoria haben, in vielen Fällen ihr angehören, den Psychosen bei Schwerhörigen, bei denen aus einfachen Ohrgeräuschen allmählich unangenehme Gehörsillusionen werden und sich im Zusammenhange mit diesen Verfolgungsideen ausbilden können, wenngleich auch hier sicher rein kombinatorische Momente mitspielen.

Die Trugwahrnehmungen können sich auf alle Sinne erstrecken, pflegen aber bestimmte Gebiete zu bevorzugen. Nach eigenen Erfahrungen, die durch Berger bestätigt wurden, betreffen sie in allen Fällen den Gehörssinn, in der Mehrzahl der Fälle übertreffen die Gehörstäuschungen an Häufigkeit und Lebhaftigkeit die aller anderen Sinne. Aus allgemeinen Geräuschen, wie Sausen und Klingen in den Ohren, Pfeifen, Glockenläuten, Mißtönen entwickelt sich allmählich ein Flüstern, das der Kranke aber noch nicht versteht, dann werden abfällige Redensarten, Scheltreden, Drohungen, unflätige Beschimpfungen daraus. Die Leute auf der Straße, die Nachbarn, Kollegen, Mitkranke rufen dem Kranken Verwünschungen zu, enthüllen öffentlich seine Geheimnisse; aus der Zimmerecke werden Mitteilungen aus seinen Familienpapieren gemacht, seine geschäftlichen Beziehungen verraten. Man nennt ihn verrückt, impotent, Onanist, Ehebrecher, Mörder. Vom Boden herab, aus dem Keller, im Nebenzimmer hört er die Stimmen seiner Gegner, die sich über ihn unterhalten, auf ihn schelten, über neue Peinigungen beraten, die Stimmen seiner Angehörigen, die in der Anstalt gefangen gehalten werden. Er hört Kinder unter dem Hause wimmern, die in die „Blutloge" verschleppten Angehörigen klagen, seine Feinde hohnlachen. Er erkennt seine einzelnen Verfolger an der Stimme, den einen an seinem Tenor, den anderen an seinem Baß. Er hört die leibliche Schwester vor sich hinmurmeln, daß sie ihn vergiften, „unter die Decke bringen" wolle;

aus dem Schlafzimmer des Bruders hört er, daß derselbe ihn umzubringen gedenkt. Das Pflegepersonal höhnt, daß die Wirtschafterin des Kranken von ihm schwanger sei, überall sprechen die Leute über ihn Schlechtes; häßliche Worte werden ihm von Mitkranken zugerufen. Die Kinder höhnen hinter der Kranken her, daß sie auf offener Straße einen Mann geküßt habe, die Verwandten wünschen ihr, daß ihr die Glieder abfaulen möchten. Ein eigentümliches Klopfen belästigt sie des Nachts, von einem „Mordinstrument" herrührend, sie hört das Arbeiten der Elektrisiermaschine, mittels derer sie gequält wird; Unterschlagungen werden ihr vorgehalten, es wird ihr mitgeteilt, daß ein Gerichtsverfahren gegen sie schwebe, man munkelt, daß sie ihre Eltern unter die Erde gebracht, ihre Kinder vergiftet habe. Unsittliche, schmutzige Geschichten werden dem Kranken durch unsichtbare Telephone zugetragen, Schweinereien über seine Frau werden ihm zugerufen, die Hilferufe seiner gemarterten und entehrten Angehörigen dringen aus dem Garten zu ihm herauf.

Durch ein unsichtbares Sprachrohr werden den Kranken große Schenkungen, wird ihnen die Ankunft von Geld und Paketen gemeldet; bei der Arbeit sagt man ihnen: Sie brauchen überhaupt nicht mehr zu arbeiten, Sie sind in den höheren Adelsstand erhoben. Der Minister, der Papst, der Kaiser spricht mit ihnen „durch Flug", sie können sich mit den Angehörigen, dem Richter, dem Staatsminister durch drahtlose Telephone unterhalten. Ihr feines Gehör schützt sie vor ihren Verfolgern und macht ihnen deren Pläne offenbar, schafft ihnen über Personen, die sie am neuen Orte verfolgen, sofort Aufklärung. Sie hören, wie der Landesfürst sich nach ihnen im Vorüberfahren erkundigt, sie als Kinder anerkennt, ihnen Millionen schenkt, ihnen Orden und Ehrenstellen verleiht. Sie hören die Stimme Gottes, des Herrn Jesus Christus, der Jungfrau Maria, der Heiligen, erhalten Befehle, zu beten, zu fasten, eine Gemeinde um sich zu sammeln, Buße zu predigen, die Menschheit zur Seligkeit zu führen. Feine kleine Stimmen, wie Mädchenstimmen, sprechen zum Kranken, wenn er mit Gott „denkt"; spricht jemand zu ihm, so hört er Beistimmen aus der Luft, „das sind die Gedanken, die andere oben gedacht haben und die sich in der Luft bilden." Er hört den Schall der himmlischen Posaunen, das Jammern der in der Hölle Schmachtenden, der Engel Gesang, der Sonne Tönen, die Sphärenmusik.

Erheblich seltener schon sind im Krankheitsbilde der Paranoia hallucinatoria die Gesichtstäuschungen, unter denen wieder die Personenverkennungen einen großen Raum einnehmen. Die Kranken sehen ihre längst verstorbenen Eltern und Geschwister am Fenster vorübergehen, auf dem Hofe, im Garten stehen, sie verfälschen ihre ganze Umgebung illusionär, sehen in Mitkranken ihre Verwandten, im Arzte den längst verstorbenen Bräutigam, in den Abbildungen illustrierter Zeitschriften erkennen sie ihre Angehörigen oder Bekannten wieder. Während eines Spazierganges sieht der Kranke drei Personen von denen, die ihn belästigen, auf einer Bank sitzen; bei dem Scheinbegräbnis des Ehemannes sieht die Eifersuchtswahnsinnige den angeblich Toten mit ihren Söhnen im Gefolge eines anderen Leichenzuges. „Unanständige Bilder, die sich bewegen", werden der Kranken vorgezeigt, Bilder nackter männlicher Körper, steifer Geschlechtsteile belästigen sie; nackte Frauengestalten, die sich ihm verführerisch nahen, die neben ihm im Bette liegen, suchen den männlichen Kranken geschlechtlich zu reizen. Gestohlene Sachen werden ihm im Bilde vorgeführt, er sieht die

Mitkranke morgens in schwarzem, mittags in rotem, abends in grauem Haare. Die Menschen auf der Straße erscheinen dem Paranoiker plötzlich in scheußlichen Veränderungen, haben lange, unförmliche Nasen, das Blut fließt ihnen in Strömen aus Mund und Nase, andere erscheinen ihm kahlköpfig, so daß er gar nicht mehr hinschauen mag; alle möglichen Tiere, Schlangen, Kröten, Schweine sieht der Kranke in seinem Zimmer, auf den Speisen sieht er ein gelbes Gift.

Wesentliche Bedeutung haben die Gesichtstäuschungen im Bilde des religiösen Größenwahnes, wo sie besonders als die Krönung ekstatischer Zustände auftreten. Der Teufel kommt leibhaftig zum Kranken, um ihn zu versuchen, in der Stubenecke hockt er mit großen Hörnern; um die eben angezündete Lampe fliegen kleine glühende Männer. Ein Engel erscheint ihm im weißen Gewande; er sieht Gott im langen gelben Barte, die Jungfrau Maria im Fenster stehend. Die Heiligenbilder lächeln ihn an, neigen ihr Haupt, strecken die Hand aus, um ihn zu segnen; der Heilige Geist kommt in Gestalt einer weißen Taube zu ihm herab. Sonne und Sterne kommen auf sein Geheiß zu ihm, bleiben fünfzig Schritte vor ihm stehen, um sich dann wieder zurückzuziehen.

Seltener sind szenenhafte Gesichtstäuschungen, in denen die halluzinierten Personen zugleich sprechen. Als „Phothophonieren" bezeichnete ein derartiger Kranker seine Trugwahrnehmungen, in denen ihm nihilistische Verbrechen, die gegen hohe Persönlichkeiten geplant waren, ekel- und schreckenerregende Ereignisse, besonders aber viele geschlechtliche Vorkommnisse in Wort und Bild „vorgeführt" wurden. Sie trugen sämtlich szenenhaften Charakter und wurden mit den nötigen Erklärungen versehen; zu Hunderten schrieb er derartige Sinnestäuschungen nieder.

Häufig an Zahl, lebhaft gefühlsbetont, demgemäß von stärkstem Einfluß auf die Wahnbildung und vor allem auf die Handlungen des Individuums sind die haptischen Täuschungen. Körperliche Leiden, besonders, wenn sie als ungerechtfertigte Eingriffe in das eigene Wohlbefinden empfunden werden, pflegen den Menschen auf das höchste zu erregen, dementsprechend ist die gefühlsmäßige Betonung haptischer Trugwahrnehmungen eine außerordentlich intensive. Die Kranken suchen für ihre Schmerzen und Mißempfindungen, die zum Teil tatsächliche Unterlagen haben, Erklärungen und verfallen gerade bei dieser Art von Trugwahrnehmungen auf die Heranziehung der ihnen nur halb verständlichen Einflüsse geheimnisvoller Kräfte. Sie fühlen sich mit elektrischen Maschinen bearbeitet und empfinden quälende Sensationen dabei. Sie fühlen, daß man ihnen mittels elektrischer Ströme im Magen, Kopf, Rücken, in den Gliedern Schmerzen macht; sie können die Stelle der Elektrisationen genau angeben. Der Strom fließt durch ihren Körper, der Boden schwankt unter ihren Füßen, das Bett wird durch elektrische Ströme in Vibration versetzt, elektrisch wird ihnen ein Hitzegefühl erzeugt. Überall empfinden sie die heftigsten Schmerzen, sie fühlen sich am ganzen Körper gezwickt, ein Zucken und Reißen von elektrischen Einwirkungen geht durch ihre Glieder, Angst und Spannung auf der Brust treten darnach auf. Geheimnisvolles Herzklopfen befällt sie, ein eigentümliches, mit Angstgefühl verbundenes Zittern des ganzen Körpers tritt ein. In gleicher Weise werden magnetische Einflüsse gespürt, so daß die Kranken blaue Flecke davon bekommen. Durch unterirdische Maschinen werden ihnen Schmerzen bereitet, wird ihnen Kopfschmerz gemacht. Die Nachbarn suchen den Kranken mit

„Stich-, Knuff- und Schneidegiften“ zu verderben, die ihm Schmerzen in den Gliedern bereiten; er fühlt, wie die „Zieler“, die auf ihn gerichtet sind, ihm das Blut aus dem Körper treiben. Durch „Suggestionen“ wird ihnen ein Ziehen und Sichblähen im Unterleib, in den Beinen gemacht. Spinnen kriechen ihnen über den Rücken, Juckpulver verspüren sie im Bett, sie fühlen einen „moosgrünen“ Belag auf der Zunge. Sexuelle Belästigungen finden durch die Pflegerin, die ihr Hurenpulver eingibt, durch den Arzt, den sie mit anderen Männern im Keller wähnt, statt, der auf ihre Gebärmutter drückt, der bewirkt, daß sie eine Zeitlang ohne zu atmen auf dem Stuhle sitzen muß. Die Kranken fühlen geschlechtliche Angriffe, geschlechtlichen Mißbrauch des Nachts, eine Hand faßt plötzlich unter ihre Bettdecke, an ihre Genitalien.

Geschmacks- und Geruchstäuschungen sind häufig, entsprechend der Häufigkeit, mit der Ideen der Vergiftung in Begleitung des Beeinträchtigungswahnes auftreten. Das Essen schmeckt nach Gift; Arsenik, ungelöschter Kalk, Quecksilber, Strychnin sollen dem Kranken beigebracht werden, was „seine gute Zunge“ ihm verrät. Eine schädliche Substanz, die einen Zuckergeschmack hat, ist in die Speisen gemengt. Der Kaffee schmeckt nach Petroleum. „Hurenpulver“ schmeckt die Kranke aus den Speisen heraus. Die Butter schmeckt nach Hundefett. Das Essen wird „präpariert“, „Katzen- und Hundefleisch“ wird ihr angeboten, was sie deutlich herausschmeckt; das Bier hat „Fettgeschmack“, der Käse ist „Katzenmilchkäse“, die Suppe, der Kaffee schmecken nach dem hineingetanen Schlafpulver. Im Munde tritt ein bitterer, brennender Geschmack infolge der durch den Körper geschickten elektrischen Ströme auf, vergiftete Speisen werden dem Kranken gereicht. Das Essen schmeckt „nach gekochten Rattenfellen“. Heftiges Brennen in Kehle und Magen, Anschwellen des Zahnfleisches, Lockerwerden der Zähne nach dem Genuß beweisen ihm, daß er recht hatte, als er Gift im Brote schmeckte; nach dem Genusse der Speisen spürt der Kranke „eine Wirkung auf das Gemüt“.

Das Essen stinkt aber auch, Giftdünste steigen von ihm auf. Üble Gerüche, Schweiß, Branntwein, Tabaksqualm, Arsenik, Bleizucker, Chlorkalk, Schwefel, Salmiak, Essig, Giftkräuter, Urin, Menstrualblut, Kot verpesten die Luft. Durch die Wand werden Löcher gebohrt, durch die Kohlensäure hindurchgeblasen wird, selbst im Theater wird der Kranke durch den Geruch der Kohlensäure belästigt. Ein betäubender Dunst ist im Zimmer, so daß die Kranke fortwährend das Taschentuch vor den Mund halten muß. Die Zimmergenossinnen haben „einen unangenehmen Geruch“ an sich, von der Kleidung geht ein „eigentümlicher Schwefelgeruch“ aus, der ganze Körper dünstet eigenartige Riechstoffe aus, im Zimmer ist ein sonderbarer Dunst. Der durch das Gebet des Kranken überwundene Teufel hinterläßt einen Schwefelgeruch in der Wohnung.

Aus der Skizzierung der Sinnestäuschungen geht bereits hervor, daß dieselben sich nur in sehr seltenen Fällen auf ein Sinnesgebiet beschränken, daß sie meistens auf mehreren oder allen zugleich auftreten, sich miteinander verknüpfen, einander bestätigen oder ergänzen. Der Kranke hört, wie seine szenenhaften Gesichtstäuschungen ihm erklärt werden, er hört, wie die „Zieler“, die gegen ihn entsandt wurden, die ihm Schmerzen bereiten, mit dumpfem Getöse herankommen, er hört das Arbeiten der Elektrisiermaschine, des Mordinstrumentes, mit dem er gequält wird. Er sieht das Gift auf den Speisen, das sich ihm auch durch den Geschmack verrät, er sieht Gott, dessen Stimme ihm Aufträge erteilt, er sieht den Teufel zum Schornstein entweichen und riecht zugleich den Schwefelgeruch, den jener hinterläßt. Er hört, daß er vergiftet werden soll, sieht das Gift im Brote, schmeckt es deutlich heraus, fühlt nach dem Genuß das Brennen im Munde und Magen, das die erste Giftwirkung darstellt. Besonders innig sind Geschmacks- und Geruchstäuschungen verbunden, wie ja beide Sinnesgebiete überhaupt ineinander übergehen. Unter den Trugwahrnehmungen sind jedoch in der Regel solche eines Sinnesgebietes überwiegend. Meist haben die Gehörstäuschungen diese überragende Bedeutung, doch können auch die Gesichtstäuschungen, vor allem aber die krankhaften Gefühlswahrnehmungen die größere Intensität zeigen. Ein Wechsel der Sinnesgebiete, auf denen die Trugwahrnehmungen hervortreten, findet meist nicht statt. Bei dem halluzinierenden Paranoiker, der von Anfang an vorwiegend unter Gehörstäuschungen leidet, pflegen dieselben auch weiterhin lebhaft zu sein, während bei besonderem Hervortreten der haptischen Täuschungen diese das fernere Krankheitsbild beherrschen. Bis zu einem gewissen Grade ist dieses vorwiegend betroffene Sinnesgebiet abhängig von der Art des Wahnes, bzw. richtet sich die spezielle Wahnfabel nach dem vornehmlich von den Trugwahrnehmungen betroffenen Sinnesgebiete. Der Vergiftungswahn wird vor allem mit Geschmacks- und Geruchstäuschungen einhergehen, der Wahn ehelicher Untreue durch Gehörstäuschungen, seltener durch Gesichtshalluzinationen unterhalten werden, während letztere bei dem religiösen Größenwahn mit seinen ekstatischen Zuständen prädominieren.

Dieses Hervortreten der Trugwahrnehmungen auf einem bestimmten Sinnesgebiete durch längere Zeit, oft ein Menschenalter läßt die Rolle, die tatsächlich bestehende Erkrankungen der betroffenen Organe spielen, im rechten Lichte erscheinen. Es ist bereits auf die Häufigkeit der Gehörstäuschungen im Bilde des Verfolgungswahnes der Schwerhörigen hingewiesen worden, die aus den subjektiven Ohrgeräuschen sich langsam entwickeln. Othosklerotische Prozesse, die derartige Geräusche verursachen können und damit Gehörstäuschungen begünstigen, sind bei den an halluzinatorischer Paranoia Leidenden nicht selten. Aber auch auf anderen Sinnesgebieten läßt sich oft eine derartige Entstehung aus tatsächlichen Erkrankungen bzw. tatsächlichen Wahrnehmungen schließen. So ist es sehr wahrscheinlich, daß der Kranke, der um die eben entzündete Lampe kleine glühende Männer schweben sieht, das auch dem Geistesgesunden erscheinende Scotoma scintillans illusionär verfälscht hat, worauf das Auftreten der Erscheinung im Augenblicke des Anzündens des Lichtes mit Sicherheit deutet. Rheumatische Beschwerden, Magen-, Darmstörungen, häufige Herzerkrankungen mit stenokardischen Erscheinungen, Parästhesien in den Genitalien während der Involution, Abstumpfung des Geruchs- und Geschmackssinnes sind ebenso bei derartigen Patienten, die sämtlich in vorgerückterem Lebensalter stehen, häufig und geben die Grundlage für die besonders zahlreichen haptischen Illusionen in ihrer mannigfachen Lokalisation, für Geschmacks- und Geruchstäuschungen ab. Wie schon ausgeführt, handelt es sich bei der Paranoia hallucinatoria weit seltener um wirkliche Halluzinationen, die vor allem beim religiösen Größenwahn Bedeutung haben, als um früher oder später illusionär verfälschte wirkliche Wahrnehmungen.

Weiter geht aus der Beschreibung des Inhaltes der Sinnestäuschungen hervor, daß die nachträglichen Erklärungen, die die Kranken aus dem bestehenden Wahnsystem heraus ihren (Trug-) Wahrnehmungen geben, von den eigentlichen Sinnestäuschungen oft nicht zu trennen sind als Bestätigung der früher besprochenen Ansicht von den engen Beziehungen, die zwischen Illusionen und Erinnerungsfälschungen bei der Paranoia bestehen. Im späteren Verlaufe ist die Priorität zwischen Wahnvorstellungen und Trugwahrnehmungen, deren Bestimmung bereits im Beginne der Paranoia hallucinatoria oft Schwierigkeiten bereitet, überhaupt nicht mehr zu entscheiden; es ist höchstens aus dem Verhältnisse der sinnlichen Lebhaftigkeit und der Anzahl der Halluzinationen einerseits, dem Hervortreten der Wahnideen andererseits auf die das Krankheitsbild beherrschende Bedeutung der einen oder der anderen Erscheinung zu schließen. Die sinnliche Lebhaftigkeit der Trugwahrnehmungen pflegt die der wahnhaften Vorstellungen zum mindesten zu erreichen, meist um ein erhebliches zu übertreffen. Unsere Empfindungen sind ja als das wesentlich konkretere auch in der geistigen Gesundheit stets stärker gefühlsbetont als die weit abstraktere Vorstellungstätigkeit. Es läßt sich nun zwar denken, daß beim Paranoiker eine Verschiebung derart einträte, daß entsprechend der krankhaften Erregbarkeit des Vorstellungsvermögens die damit verbundenen Gefühlstöne krankhaft erhöht werden und dadurch die die Empfindungen begleitenden überwiegen, wie das für die Paranoia combinatoria sicher der Fall ist und die Berichtigung der krankhaften Vorstellungen durch Sinnesempfindungen verhindert. Aus der ihrerseits krankhaft erhöhten Gefühlsbetonung der Trugwahrnehmungen des halluzinierenden Paranoikers ist andererseits wohl zu schließen, daß das normale Verhältnis in der Gefühlsbetonung der Sinnesempfindungen und Vorstellungen in den meisten dieser Krankheitsfälle nicht wesentlich verschoben ist, daß demgemäß die Affektbetonung der Trugwahrnehmungen bei der Paranoia hallucinatoria überwiegt. Dieser Schluß wird durch den viel lebhafteren Verlauf, den diese Form der Paranoia gegenüber der rein kombinatorischen zeigt, bestätigt.

Die Häufigkeit der Trugwahrnehmungen schwankt von Fall zu Fall in weiten Grenzen. Von Fällen, in denen stets vereinzelte Sinnestäuschungen auftreten, Fälle, die ihrerseits wieder gegen die Paranoia combinatoria fließende Übergänge zeigen, gibt es alle Übergangsstufen zu solchen, die dauernd in ausgedehntestem Maße auf den verschiedensten Sinnesgebieten halluzinieren. Sehr häufig schwankt die Zahl der Trugwahrnehmungen auch im Einzelfalle, abhängig von dem Gemütszustande, in dem die Kranken sich befinden bzw. ihrerseits das psychische Gleichgewicht mehr weniger störend. Massenhaft pflegen die Sinnestäuschungen in den interkurrenten Erregungszuständen zu sein, in denen sie, wie oben ausgeführt, auch im Verlaufe sonst rein kombinatorischer Paranoiafälle gehäuft auftreten können.

Die Sinnestäuschungen besitzen für den Kranken vollkommenen Realitätswert. Sie werden in demselben Grade als wirkliche Sinneswahrnehmungen betrachtet wie normale Sinneseindrücke, wenn sie auch gelegentlich von den letzteren deutlich unterschieden werden; ihnen wird in den meisten Fällen sogar noch eine größere Bedeutung als letzteren beigemessen. Den Kranken können seine Gehörstäuschungen weit mehr fesseln als das wirkliche Gespräch, das er bei Einsetzen der Trugwahrnehmungen plötzlich abbricht, um jenen unabgelenkt zu lauschen. Entsprechend dieser großen Bedeutung, die der Kranke seinen Sinnestäuschungen beilegt, haben dieselben auf sein Denken, Wollen und Handeln, vor allem aber auf seine Affektrichtung und -Höhe den allergrößten Einfluß. Sie beherrschen sein Denken und demgemäß seine wahnhaften Vorstellungen völlig, soweit sie nicht der Ausfluß jener sind; jedenfalls sind sie auch dann geeignet, ihrerseits den Wahn zu verstärken, zu beleben, zu erweitern, zu festigen. Die Fälle von halluzinatorischer Paranoia sind daher viel reicher an ausschmückenden Wahnideen, die viel üppiger sprießen, viel stärker nuanciert sind, viel größere Lebhaftigkeit zeigen. Damit ist allerdings auch ein etwas häufigerer Wechsel der den Grundwahn umgebenden Ideen verbunden, da eine große Neigung besteht, neue Beziehungsideen aus den Trugwahrnehmungen abzuleiten. Bei der Paranoia hallucinatoria kommt es so auch viel eher zu befremdlichen wahnhaften Vorstellungen, zu Ideen, die keinerlei Verbindung mit dem Grundwahne aufzuweisen scheinen, die der Kranke selbst nicht seiner Wahnfabel einzuordnen weiß, die deshalb in kurzem in Vergessenheit geraten bzw. umgeformt werden. Gerade diese schnell entstehenden, ebenso schnell wieder verschwindenden Wahnvorstellungen sind aus den Sinnestäuschungen zu erklären, die, durch irgendeinen zufälligen äußeren Eindruck angeregt, auftauchen, im Augenblick wahnhaft ausgedeutet, dann aber wieder verdrängt werden, weil das Individuum nichts mit ihnen im Hinblick auf seine bisherige krankhafte Denkrichtung anzufangen weiß. Die Zahl derartiger ausschmückender, lose untereinander und mit dem Grundwahne zusammenhängender Ideen ist in etwa abhängig von der Zahl und Stärke der Trugwahrnehmungen.

Für die Störungen, die Wollen und Handeln des halluzinierenden Paranoikers zeigen, gelten im wesentlichen dieselben Gesichtspunkte, die gelegentlich der Besprechung der Paranoia combinatoria aufgestellt wurden. Des Kranken Haltung, Wesen und Handlungen entsprechen den ihn beherrschenden Wahnideen und Trugwahrnehmungen. Entsprechend der größeren Mannigfaltigkeit beider im Bilde der halluzinatorischen Paranoia kommt es jedoch auch zu einem größeren Wechsel der Strebungen, entsprechend der Eigenart der halluzinatorischen Belästigungen zu wesentlich eigenartigeren Ausdrucksmitteln für die demselben Grunde entspringenden Vorstellungen. Dabei ist der Sinn der Mehrzahl der Handlungen ohne weiteres verständlich; um den elektrischen Einwirkungen zu entgehen, wechseln die Kranken allnächtlich den Standort des Bettes, zum Schutze gegen das Gift verlangen sie ihre besondere Küche, Filtration des Trinkwassers, um die giftigen Dünste zu vermeiden, sperren sie dauernd die Fenster auf, halten sie das Taschentuch vor, anscheinend vergiftete Speisen lassen sie chemisch untersuchen. Ein Teil der Willensäußerungen des halluzinierenden Paranoikers macht einen etwas grotesken Eindruck. Die Maßregeln, die er zum Schutze gegen die Belästigungen anwendet, die eigenartigen Rüstungen, durch die er sich gegen die feindlichen Angriffe zu schützen sucht, die Schutzkappen, mit denen er ekel- und schreckenerregende Visionen abzuhalten sucht, die Apparate, die ihm die dauernden Drohungen und Beschimpfungen fern halten sollen, pflegen oft reichlich komisch zu sein; ihren Zweck zu verstehen, bedarf es des sich Hineinversetzens in die Lage derartiger Kranker, denen ihre Sinnestäuschungen weit mehr als ihre wahnhaften Beeinträchtigungsideen, von den Größenvorstellungen nicht zu reden, die Lebensfreude rauben, die sie den Selbstmord gelegentlich wenigstens ins Auge fassen lassen. Daß derartige schwer verständliche Handlungen kein Zeichen geistiger Schwäche darstellen, beweist das ganze sonstige Verhalten der Kranken. Stets geordnet, zeitlich und örtlich orientiert, mit ungeschwächtem Gedächtnis haben auch sie, ebenso wie es bei den Fällen kombinatorischer Paranoia beschrieben wurde, nur das eine Bestreben, ihren Gegnern zu schaden, sich aus den Banden ihrer Feinde zu befreien, ihren Gehörs- und Gesichtstäuschungen entsprechend sich vor den angedrohten Verfolgungen zu schützen, durch ihre Geschmacks- und Geruchstäuschungen gewarnt ihre Gesundheit zu erhalten, die in den haptischen Täuschungen liegenden Belästigungen abzuwehren. Jedes Mittel, das zur Erreichung ihres Zweckes dienen kann, ist ihnen recht; auch hier pflegt einer Periode passiven Schutzes eine solche aktiven Angriffes zu folgen. Entsprechend dem lebhaften Unbehagen, das die Erduldung von Schmerzen, die durch fremde Gewalt verursacht sind, mit sich bringt, infolge der Angstgefühle, die die sinnlich lebhaft gehörte Androhung der ärgsten Peinigungen hervorruft, infolge der höchsten Anspannung der Aufmerksamkeit, die die intensive Abwehr der vermeintlichen, ihm durch entsprechende Sinneswahrnehmungen dauernd ins Bewußtsein gerufenen Vergiftungsversuche erfordert, kommt es viel häufiger als bei der kombinatorischen Paranoia zu Angriffsversuchen auf die Gegner von elementarer Gewalt; Schimpfereien, Drohungen, tätliche Beleidigungen, auch Gewalttaten sind vor allem in den Zeiten vorübergehender Erregungszustände an der Tagesordnung. Die Affektivität des halluzinierenden Paranoikers ist stets viel labiler, viel stärker als in Fällen von Paranoia combinatoria, wo der mehr gleichmäßige Verlauf auch eine viel gleichmäßigere Gefühlsbetonung mit sich bringt. Gerade die Fälle von Paranoia hallucinatoria weisen aber auch darauf hin, daß während des ganzen Krankheitsverlaufes die Ansprechbarkeit der Affekte, ihre innige Verbindung mit den Vorstellungen keine Einbuße erfährt. Bis zum letzten Atemzug zeigen die Kranken eine äußerst lebhafte, infolge des beunruhigenden Einflusses der Sinnestäuschungen krankhaft erhöhte, dabei diesen und ihren Vorstellungen adäquate Affektivität, die zu konsequenter Handlungsweise anregt.

Die Art der Wahnvorstellungen des halluzinierenden Paranoikers weicht im wesentlichen nicht von der der kombinatorischen Paranoia ab, wie das bei ihrer Entstehung aus derselben psychopathischen Grundlage durch gleichartige oder doch gleichwertige Mechanismen natürlich ist. Unter den Beeinträchtigungsideen nimmt der physikalisch-chemische Vernichtungswahn die erste Stelle ein, da die Häufigkeit haptischer, Geschmacks- und Geruchstäuschungen gerade dieser Art von wahnhaften Vorstellungen am meisten Vorschub leistet. Daneben finden sich außerordentlich oft hypochondrische Einzelzüge, die aber auch hier nie zu einem ausgesprochenen hypochondrischen Wahnsystem führen, die sich vielmehr dem allgemeinen Schädigungswahn anfügen, ohne je eine beherrschende Stellung einzunehmen. Nach den eigenen Erfahrungen scheint bei der Paranoia hallucinatoria viel häufiger als bei der kombinatorischen Form der Erkrankung der sekundäre Größenwahn auszubleiben. Während sich bei den früher beschriebenen Fällen den primären Beeinträchtigungsvorstellungen auf dem Wege des logischen Schlusses nach kürzerer oder längerer Zeit fast ausnahmslos Größenideen anzuschließen pflegen, sieht man unter den halluzinierenden Paranoikern nicht allzu selten solche, bei denen nach jahrzehntelangem Bestehen der Erkrankung trotz massenhafter Beeinträchtigungsideen, trotz lebhafter Affektivität, trotz im wesentlichen ungeschwächter Intelligenz Selbstüberschätzungsvorstellungen gar nicht vorhanden sind oder doch nur verschwommen angedeutet, wenig betont sich vorfinden. Diese eigenartige Tatsache ist wohl darauf zurückzuführen, daß die Kranken durch die Menge der Sinnestäuschungen, die ihnen kaum einen Augenblick Ruhe lassen, nicht die genügende Zeit zur Überlegung, zur Ausbildung des Größenwahnes haben; die Verarbeitung der auf sie einstürmenden Trugwahrnehmungen, deren Einfügung in ihren Vorstellungskreis ihnen oft große Schwierigkeiten bereitet, nimmt ihr ganzes Denken in Anspruch. Unter den primären Größenideen überwiegen weitaus die aus dem religiösen Gebiete entnommenen, unterstützt durch häufige Visionen und Gehörstäuschungen.

Häufiger als bei den Fällen kombinatorischer Paranoia findet man bei den halluzinierenden Paranoikern den Wahn der Beeinflussung durch fremde, ihm übelwollende Mächte. Die Unfähigkeit des Kranken, sich selbst durch die verzwicktesten Maßnahmen gegen die tatsächlichen Eingriffe in sein Wohlbefinden, die seine haptischen, Geschmacks- und Geruchstäuschungen ihm vorspiegeln, zu schützen, die Unmöglichkeit, seinen Gedankengängen frei von den ihn störenden Gehörstäuschungen, die ihm häufig seine Pläne durchkreuzen, nachzuhängen, die Unfähigkeit, sich dem Eindruck belästigender, ekelhafter, schreckenerregender, sexuell reizender Gesichtstäuschungen zu entziehen, endlich die gelegentliche Erscheinung des Gedankenlautwerdens muß viel eher als bei dem kombinatorisch sein Wahnsystem entwickelnden Verrückten in ihm den Verdacht aufsteigen lassen, daß er unfrei ist, daß ihm unbekannten Gewalten, fremden Menschen ein Einfluß auf ihn, seinen Körper wie seine psychischen Funktionen möglich ist. Im wesentlichen erstreckt sich dieses Gefühl der Beeinflussung auf die sensitiven Funktionen, wie Banse beigestimmt werden kann, der deshalb die Bezeichnung „Schädigungswahn" zur Abgrenzung gegen die echten Beeinflussungsideen, bei denen ein wirkliches Eingreifen fremder Gewalten in die eigene psychische Persönlichkeit vom Kranken angenommen wird, vorschlägt; aber in manchen Fällen wird doch auch ein tiefer gehender Einfluß von außerhalb ihrer Person befindlichen Mächten von derartigen Kranken angenommen. Diese Beeinflussung wird vom halluzinierenden Paranoiker stets aus seinen Trugwahrnehmungen, die ihm sinnlich lebhaft sind, gegen die er sich nicht zu schützen vermag, logisch geschlossen; nie tritt das Gefühl psychischer Lähmung ein, wie es den paranoid Dementen, den Schizophrenen überhaupt auf die Idee telepathischer Beeinflussung durch transzendentale Mächte bringt. Die Beeinflussung hat bei dem halluzinierenden Paranoiker stets noch ein Bindeglied, die Elektrizität, den Magnetismus, die Hypnose, die Suggestion, das ihm die feindlichen Einflüsse übermittelt, aus dessen Wirkung er die Beeinflussung erst erschließt, während bei dem Beeinflussungswahn des Schizophrenen (auch da nicht immer!) ohne alle Halluzinationen nur aus der Unfähigkeit, sein Wollen und Handeln seinem Denken und Fühlen unterzuordnen, das schädigende Eingreifen fremder Gewalten in das Getriebe der eigenen Psyche erschlossen wird. Der Beeinflussungswahn des halluzinierenden Paranoikers hat deshalb stets ein Subjekt, von dem er hergeleitet wird, Personen, die der Kranke beschreiben, oft mit Namen nennen kann, während der Schizophrene eine ihm unerklärliche, oft überirdische Gewalt für die Beeinflussungen verantwortlich macht. Das Vorhandensein eines Beeinflussungswahnes an sich kann deshalb nicht als unbedingtes differentialdiagnostisches Moment angesehen werden; sein Vorkommen im Bilde der halluzinatorischen Paranoia erklärt sich aus der Summe unerhörter Belästigungen und Angriffe, die dem Kranken sinnlich lebhaft zum Bewußtsein kommen, ihn nach seiner Meinung unverdient treffen, gegen die er sich durch keine Maßnahme zu schützen vermag.

Der Verlauf der Paranoia hallucinatoria zeichnet sich gegenüber dem der kombinatorischen Form durch viel erheblichere Schwankungen aus. Eine ruhige, langsame, aber stetige Weiterentwicklung des Wahnes, wie sie bei der Paranoia combinatoria noch häufig ist, kommt wohl überhaupt nicht vor, der Verlauf in mehr minder akuten Schüben ist der gewöhnliche. Die Sinnfälligkeit der vermeintlichen Belästigungen wirkt im Verein mit der durch sie mitbedingten lebhafteren Affektivität erregend auf die Kranken, so daß leichter Schwankungen der Intensität der Erscheinungen eintreten, die ihrerseits als Anreiz für die Entstehung neuer vermehrter Trugwahrnehmungen dienen, die Affekterregbarkeit verstärken und so Symptome erzeugen, die nun wieder die Entstehung von Erregungszuständen begünstigen. Die Kranken pflegen auch schon außerhalb derartiger interkurrenter Erregungszustände ein viel lebhafteres Gebahren an den Tag zu legen als die einfachen Paranoiker. Lebhaft sprechen sie von ihren Quälereien, klagen ihre Peiniger an, flehen um Schutz gegen ihre Belästigungen, denen sie trotz aller Mühe, trotz alles aufgewendeten Scharfsinnes nicht zu entgehen vermögen. Entsprechend sind die oben beschriebenen stärkeren Störungen des psychischen Gleichgewichtes bei der Paranoia hallucinatoria ungleich häufiger und ausgeprägter als bei der kombinatorischen Verrücktheit, sie werden auch durch das viel stärkere Hervortreten der Trugwahrnehmungen viel bunter und lebhafter affektbetont, führen zur Entstehung massenhafter ausschmückender Wahnideen, können auch mit Verworrenheit einhergehen, die der Unfähigkeit des Kranken, seinen vielen Trugwahrnehmungen gegenüber sich das Persönlichkeitsbewußtsein zu erhalten, entspringt. Nicht imstande, in dem Chaos auf ihn einstürmender, ihn peinigender und erregender Sinnestäuschungen sich zu orientieren, unfähig, die aus ihnen resultierenden krankhaften Ideen zu ordnen und den Überblick über seine Vorstellungen und seine Willensstrebungen sich zu bewahren, verwirrt sich dem Kranken sein Denken, seine Willensäußerungen und demgemäß seine Handlungen werden zusammenhangsloser und ein mäßiger Grad von Verworrenheit kann die Folge sein, der mit dem Nachlassen der Sinnestäuschungen an Zahl, dem Schwächerwerden der Affektbetonung, der allmählichen Ordnung der Gedankengänge und Vorstellungen schwindet, um das alte Wahnsystem wieder in den Vordergrund treten zu lassen, in dem die wahnhafte Ausbeutung des Verwirrtheitszustandes an sich schon eine Bereicherung darstellt. Derartig hochgradige Erregungszustände sind jedoch auch im Krankheitsbilde der halluzinatorischen Paranoia nicht häufig; dagegen sind solche mittleren Grades, wie sie bei der Besprechung der kombinatorischen Form der Erkrankung skizziert wurden, ein ziemlich häufiges Begleitmoment im Ablaufe der halluzinatorischen Verrücktheit.

Nach langjährigem Bestehen der Erkrankung, oft erst nach Jahrzehnten, beginnen die Trugwahrnehmungen fast ausnahmslos mehr weniger zurückzutreten oder doch an sinnlicher Lebhaftigkeit und damit an affektiver Stärke zu verlieren. Mit dem allgemeinen Nachlaß der psychischen Funktionen, den das Alter, das bei diesen Kranken verhältnismäßig früh und intensiv einzutreten pflegt, mit sich bringt, läßt die intrazerebrale Erregbarkeit der Sinneszentren nach und unter unverändertem Fortbestehen des Wahnsystems, unter Nachlaß der Zahl und Stärke der Trugwahrnehmungen, demgemäß unter Verringerung der Zahl der ausschmückenden Wahnideen tritt die Erkrankung in ein Stadium, in dem das Erworbene unverrückt festgehalten wird, die Neuproduktion sowohl von krankhaften Sinnesempfindungen wie krankhaften Auswüchsen des Vorstellungsvermögens aber mehr weniger aufgehört hat.

Die Paranoia querulatoria.

Durch das Hervortreten von Ideen der Beeinträchtigung auf rechtlichem Gebiete und den leidenschaftlichen Kampf gegen diese Rechtsirrungen, aus denen bald vermeintliche Rechtsbeugungen werden, unterscheidet sich die querulatorische von den übrigen Unterformen der Paranoia. Es sind freilich auch diesen in einer großen Anzahl von Fällen querulierende Züge beigemischt, sei es, daß sie der durch die Art des Wahnes oder äußere Umstände notwendig gewordenen Internierung in einer Irrenanstalt oder der Einleitung und Durchführung des Entmündigungsverfahrens entsprungen sind, sei es, daß tatsächliche strafrechtliche Verfolgungen, die die aus der Eigenart der Beeinträchtigungs- und Größenvorstellungen resultierenden Handlungen dem paranoischen Individuum zugezogen haben, die Basis für sie schufen. Es ist in diesen Fällen oft unmöglich, sie einer der besprochenen Unterformen zuzuteilen, bzw. kann die Einordnung nur nach dem augenblicklichen Zustandsbilde geschehen, was auch hier wieder die Zusammengehörigkeit der abgeteilten Unterformen der Paranoia beweist. Daß im Bilde der vornehmlich querulatorischen Paranoia andersartige Beeinträchtigungsideen sowie vor allem Selbstüberschätzungsvorstellungen einen großen Raum einnehmen, bestätigt, wie die unkorrigierbare, verbohrte, eben krankhaften Vorstellungen entspringende Art der querulatorischen Denk- und Handlungsweise die obigen Ausführungen, dient andererseits zur Abgrenzung der Paranoia querulatoria von andersartigen, querulierende Züge aufweisenden psychopathischen Zuständen.

Die vorpsychotische Geistesverfassung, die zur Paranoia querulatoria disponiert, zeigt bereits Züge, die beweisen, daß dem Individuum schon in jungen Jahren unmöglich ist, rechtliche Begriffe ohne egozentrische Gefühlsbetonung zu erfassen, sie auseinander zu halten, vor allem aber der eigenen Persönlichkeit gegenüber in rechtlicher Beziehung die nötige Unparteilichkeit zu bewahren. Ein Teil ist, wie Koeppen beizustimmen ist, von Jugend auf mit verbrecherischen Neigungen behaftet; die ethischen Vorstellungen überhaupt, vor allem diejenigen, die sich auf rechtliche Begriffe erstrecken, sind verkümmert, bereits früh macht sich eine Lust am Skandalieren, am Denunzieren und Hetzen bemerkbar. Überall tritt dabei die hohe Einschätzung hervor, die die Individuen ihren eigenen Fähigkeiten zuteil werden lassen, zugleich mit dem Gefühl absoluter Überlegenheit, aus dem sie die Erlaubnis herleiten, sich über Rechtsansprüche ihrer Gegner, ihrer Mitmenschen einfach hinwegzusetzen, sofern das ihrem Vorteile dient.

Aus den übel beleumundeten Kindern, die schon ihren Mitschülern durch Denunzieren und Intrigieren verhaßt sind, die ihre Kameraden zu tyrannisieren suchen, eigensinnig verlangen, daß sich alles ihnen fügt, werden Menschen, die durch ihr hochmütiges, selbstgefälliges, überlegenes Wesen sich nie Freunde erwerben können, die abstoßend, stets verletzt sich dauernd schlecht behandelt, übergangen wähnen, dabei ihrerseits anderer Rechte nicht achten, oft gerade sich auf die Seite derjenigen Individuen schlagen, denen das anerkannte Recht nicht zur Seite steht, soweit nicht eigene Verfehlungen gegen die rechtlichen Bestimmungen ihrem Drange nach Opposition Nahrung geben. Wenn Wernicke an der Wurzel des Querulantenwahnes die irrige Vorstellung findet, daß es ein absolutes Recht gäbe, das sich im einzelnen Falle unbedingt bewähren müsse, so ist das mit dem Zusatze anzuerkennen, daß als dieses natürliche Recht von dergleichen Individuen stets nur die den eigenen Strebungen entsprechenden Rechtsbegriffe anerkannt werden, die dem meist vorhandenen Mangel an Konsequenz in der Denkrichtung gemäß gelegentlichem Wechsel unterworfen sind. Es handelt sich um starre, wenig schmiegsame Charaktere, deren geringe Einfügungsfähigkeit in die bestehenden Rechts- und Gesellschaftsverhältnisse vielleicht noch durch die Erstarrung, die die psychische Persönlichkeit im Alter erfährt, in vielen Fällen gesteigert wird, um Leute, die durch die Fehlschläge, die ihnen ihre eigenartige, stets mißvergnügte, von sich selbst überzeugte Art im Leben verursacht, die sie eine feste Lebensposition sich zu erhalten unfähig macht, verbittert, zu verbohrtem Festhalten der selbst gebildeten, mit den Gesetzesbestimmungen nicht übereinstimmenden Rechtsbegriffe kommen und diesen entsprechend zu Prozeßkrämern werden, wodurch ihren falschen Auffassungen in rechtlicher Beziehung weiterer Vorschub geleistet wird.

Die Vorgeschichte der in querulierende Paranoia verfallenden Individuen weist also in der Regel bereits in der vorpsychotischen Periode ein streitsüchtiges, rechthaberisches, anmaßendes, dabei leicht verletzliches Wesen auf, das die Vorstellung eines ungewöhnlich entwickelten Gerechtigkeitssinnes widerspiegelt, der ihnen das Hinwegsehen selbst über geringfügige ihnen widerfahrende Ungerechtigkeiten als mit ihrer Natur nicht vereinbar unmöglich macht, ihnen infolgedessen zahlreiche Streitigkeiten und Prozesse einträgt, die sie wiederum zu immer intensiverer Beschäftigung mit den Gesetzesbüchern veranlassen, die Einseitigkeit der Denkweise fördern, sie ihren ganzen Scharfsinn auf die peinliche Ausführung der Gesetzesparagraphen, auf die Aufdeckung der geringsten Verfehlung dagegen, soweit sie anderen Personen zur Last gelegt werden kann, aufwenden lassen, während eigene Verstöße dagegen als unerheblich übergangen, abgestritten oder doch beschönigt werden. Derartige Individuen verwickeln sich nacheinander in eine Unzahl von Prozessen, die zum Teil einer aus dem anderen folgen, die aber, sobald sie bis zur letzten Instanz durchgefochten sind, für gewöhnlich als erledigt aus dem Vorstellungsleben schwinden, um anderen ähnlichen, vielleicht aus den ersteren resultierenden Platz zu machen.

Bei einem kleineren Teile der späteren querulierenden Paranoiker ist außer einem verschrobenen, schrullenhaften, häufig in jeder Beziehung pedantischen Wesen mit mehr minder starker Überschätzung der eigenen Geisteskräfte, der Überlegenheit der eigenen ethischen Gefühle, unter meist starker Betonung der altruistischen Empfindungen kein auf die spätere Form der Erkrankung hinweisendes Moment aufzufinden, so daß der erste wirkliche Rechtsstreit den Kranken zum paranoischen Querulanten zu machen scheint. Häufig mag das wohl daran liegen, daß die Streitsucht und Rechthaberei des Individuums dank seiner sozialen Stellung und der Gunst der Umstände vorher keinen Angriffspunkt für ihre querulierende Tendenz findet, der sich unter besonders günstigen Verhältnissen trotz stark ausgeprägter Veranlagung dazu das ganze Leben hindurch nicht zu bieten braucht, so daß es auch nicht zur Auslösung der Erkrankung kommt.

Die querulierenden Paranoiker gehören fast ausschließlich zu den intelligenteren Individuen. Die Beschäftigung mit den Rechts- und Strafbestimmungen erfordert eine Summe von Gedächtnisleistungen, eine gewisse Urteilskraft, vor allem aber eine derartige Konzentrationsfähigkeit und Intensität der Willensleistungen, daß Individuen mit Schwachsinnszuständen sie nicht zu leisten vermögen. Wo eine anscheinend querulatorische Paranoia auf dem Boden eines leichten angeborenen Schwachsinns entsteht, handelt es sich meistens um Fälle, in denen die querulatorischen Züge den Kranken induziert sind, der gleichartig veranlagte, wenn auch vielleicht nicht paranoische Ehegatte oder sonst eine einflußreiche Persönlichkeit den Kranken zum Querulieren aufhetzt, unter Umständen für ihn die Schriftstücke usw. abfaßt, die jener nur unterschreibt.

Aus der zum Querulieren neigenden Geistesverfassung bildet sich die Paranoia querulatoria entsprechend den allgemeinen für die Entstehung der Paranoia aus der paranoischen Konstitution angegebenen Gründen unter dem Einflusse eines äußeren psychogenen Momentes heraus. Dieses Moment wird stets durch einen Konflikt mit einer gesetzlich eingeführten Behörde bezw. durch einen gerichtlich anhängigen Rechtsstreit irgendwelcher Art gebildet. Während es in einem verschwindend kleinen Teile der Fälle der erste wirkliche Prozeß ist, der diese Wirkung hat, ist es in der weitaus überwiegenden Mehrzahl eine beliebige aus der Kette aufeinanderfolgender Rechtsstreitigkeiten, vor allem eine solche, die dadurch eine besonders lebhafte Affektbetonung erhält, daß dem Individuum in ihrem Verlaufe irgendein wirkliches Unrecht nicht nur nach seinen eigenen Rechtsanschauungen, sondern auch nach dem bestehenden Gesetze geschieht, sei es, daß tatsächlich ein Rechtsirrtum vorliegt, sei es, daß in irgendeiner Form ein Verstoß gegen die Strafprozeßordnung statthat, der später auch als solcher anerkannt wird, dem der querulierenden Form der Paranoia zuneigenden Individuum damit zur Quelle immer weiter ausgesponnener Beeinträchtigungsvorstellungen auf rechtlichem Gebiete wird, auch wenn das tatsächliche Unrecht längst ausgeglichen oder aber bedeutungslos geworden ist, und damit unter Irradiation der Beeinträchtigungsideen auf immer weitere Behördenkreise zur Paranoia querulatoria sich auswächst. Dieses erste vermeintliche oder häufiger tatsächliche Versehen der Behörden kann an sich für die rechtliche Beurteilung des Streitfalles bzw. für die Beurteilung der an die Behörden gerichteten Eingabe völlig belanglos sein; die Ablehnung oder Unterlassung der Ladung eines Zeugen, der vielleicht nichts Wesentliches zur Sache auszusagen vermag, verspätete Zustellung einer Anordnung oder Vorladung kann genügen, um die schlummernde Paranoia entstehen zu lassen. In einem Falle war es eine am Rande eines Antrages gemachte Bleistiftnotiz, daß der Antragsteller eine Invalidenrente bezöge, die den Anlaß zu endlosen Beschwerden und zum Ausbruche einer querulatorischen Paranoia gab; ebenso genügt oft eine Bemerkung des Richters, des Vertreters der Anklage während der Verhandlung, die Erwähnung einer Vorstrafe dazu, ja, die versehentliche Fortlassung des Wortes „Herr" auf einem Schreiben hat den Anlaß zum Ausbruche einer Paranoia querulatoria gegeben. Häufig bedarf es aber nicht einmal eines wirklich erlittenen Unrechtes oder wenigstens der Möglichkeit eines solchen, um paranoische Ideen entsprechender Art aufkommen zu lassen; ein mit gutem Grunde zurückgewiesener Antrag vermag sie ebenso auszulösen wie ein nach den bestehenden Gesetzen verlorener Prozeß. Selbst im Verlaufe eines tatsächlich zu seinen Gunsten ausgegangenen Rechtsstreites gibt ein nach Ansicht des Individuums vorgekommener Verstoß gegen irgendeine rechtliche Bestimmung diesem den Anlaß zu stets wachsenden Beschwerden und damit unter Umständen zur querulatorischen Paranoia.

Auch bei dieser Unterform der Verrücktheit ergibt sich wie bei den übrigen, daß zu noch in den Bereich der Gesundheitsbreite fallenden psychischen Zuständen Übergänge insofern bestehen, als die Veranlagung, auf der die Krankheit sich entwickelt, auf jedem Punkte haltmachen, der Ausbruch des eigentlichen Krankeitsprozesses ausbleiben kann. Die Prozeßkrämer, die „Prozeßhansel", wie sie vor allem unter halbgebildeten Leuten mit engem Gesichtskreise, starkem Überlegenheitsgefühl, herrischem, zornmütigem Wesen, stark erregbarer Affektivität sich finden, die ewigen Nörgler, die mit keiner Verordnung, keinem Gesetze, keiner Autorität zufrieden sind, aus Prinzip opponieren, gehören zum Teil hierher. Oft hält sich diese Neigung zum Querulieren solange in Grenzen, als das Individuum selbst nicht direkt betroffen wird; durch die erste gesetzliche Bestimmung, die es selbst in Mitleidenschaft zieht, kann die Ausbildung wahnhafter Beeinträchtigungsideen ausgelöst werden, doch braucht das nicht zu geschehen. Auch bei der Paranoia querulatoria bedeutet der Ausbruch der Krankheit einen Riß im psychischen Geschehen, der im wesentlichen gekennzeichnet ist durch die Verbohrtheit, mit der die eigenen Ansichten festgehalten werden, die Unfähigkeit, die vorliegenden Rechtsverhältnisse objektiv zu betrachten und den gegnerischen Standpunkt zu beurteilen, die Konzentration des ganzen Denkens auf den einen Vorstellungskreis, der alle anderen, auch vitale Interessen in den Hintergrund drängt, die Unfähigkeit, von dem überwertigen Komplex loszukommen, Kennzeichen, die im Verein mit andersartigen späteren Symptomen zugleich die Sonderung gegen anderen psychischen Zuständen entwachsene Querulanten vorzunehmen gestatten.

Die Art des Wahnes, seine Weiterentwicklung, Ausbreitung, die ihm entspringenden Handlungen, die ihn begleitenden Affekte pflegen sich meist täuschend ähnlich zu sehen, nur, daß die Personen, gegen die er sich richtet, andere sind. Die querulatorischen Vorstellungen haben ebenso wie die sonstigen Beeinträchtigungsideen die Tendenz, sich zuerst aus allgemeinen heraus zu spezialisieren, später aber immer weitere Kreise zu ziehen. Aus der allgemeinen Bekümmernis, daß ihm, obgleich er im Rechte ist, zahlreiche Prozesse verloren gehen, daß er sein Recht nicht finden kann, steigen im Kranken Vermutungen auf, daß das nicht mit rechten Dingen zugehen könne. Bei der Rekapitulation der mit den Rechtsstreitigkeiten verknüpften Einzelheiten findet er oft unter Zuhilfenahme von Erinnerungsfälschungen vieles ihm Rätselhafte. Mit der Zeit wird ihm klar, daß bei der Vernehmung dieses Zeugen, bei den Nachforschungen über jene Einzelheit ein Rechtsirrtum unterlaufen ist. Er sucht denselben in einem umfangreichen Schreiben an das Gericht aufzuklären, wird aber von dort eines Besseren belehrt oder es wird ihm kurz mitgeteilt, daß die Nachprüfung seiner Angaben deren Unrichtigkeit ergeben habe. Die Ablehnung, die seine bei ihm inzwischen immer tiefer eingewurzelten Ansichten finden, kann ihm nicht genügen, ihn nicht beruhigen. Er verfolgt die Angelegenheit, seine Vorstellungen rechtlicher Beeinträchtigung nehmen immer festere Gestalt an, er beschwert sich über den ihm gewordenen Bescheid bei der höheren Instanz, sucht die Wiederaufnahme des Verfahrens durchzudrücken. Oft kommt es schon in dieser Zeit zu Vorwürfen gegen den Richter, daß er unfähig sei, daß er das Gesetzbuch nicht zu lesen verstände, endlich, daß er voreingenommen, bestochen sei, nur für seine Freunde sorge, daß er das Recht beuge. Seine Schreibereien und Beleidigungen tragen dem Kranken neue Klagen und Bestrafungen ein, mit dem Erfolge, daß er immer neue Zeugen zum Beweise seiner früheren Anschuldigungen beibringt, daneben aber auch gegen das durch die neuen Strafen ihm angetane Unrecht ankämpft. Da er mit seiner Ansicht nicht durchdringt, so beginnt er, die Zeugen zu verdächtigen, die falsch aussagen, die bestochen sind, oder aber er wähnt, daß die Protokolle über ihre Aussagen, ihre Unterschriften, die ganzen Akten gefälscht oder vernichtet wurden. Immer weiter gehen seine Verdächtigungen, vom einzelnen Richter gegen den Gerichtshof und schließlich den ganzen Richterstand. Seine Anwälte stehen mit jenen im Bunde, wollen sie nicht bloßstellen, verfechten seine Sache schlecht, wollen ihn nur aussaugen, ohne ihm zu helfen. Gegen die Ungerechtigkeit des Richterstandes führt er Beschwerde bei den Staatsbehörden, denunziert, intrigiert gegen ihn, sucht entsprechende Artikel in die Tageszeitungen zu bringen, läßt Flugschriften drucken und verteilen, um die Öffentlichkeit auf seine Angelegenheit aufmerksam zu machen, schreibt an die Volksvertretung, das Ministerium, den Reichskanzler. Neue Strafen oder doch die Abweisung neuer Eingaben erbittern ihn immer mehr, es kommt zu maßlosen Beleidigungen des Juristen-, des Beamtenstandes. In diesem Stadium trägt das Gebahren des Kranken meist so sehr den Stempel der Geistesstörung, ist andererseits seine Lästigkeit so groß geworden, daß er der Irrenanstalt überwiesen bzw. die Untersuchung seines Geisteszustandes angeordnet wird. Der Arzt, der ihn ruhig anhört, wird zuerst als Freund, als der einzige mitfühlende Mensch betrachtet, von ihm wird die Wendung der ganzen Angelegenheit erwartet. Sobald derselbe aber die geringsten Zweifel an der Richtigkeit der Ausführungen des Kranken, an der Berechtigung der maßlosen Angriffe, die derselbe ausspricht, äußert, oder gar seine geistige Gesundheit in Frage stellt, sobald er überhaupt nicht vorurteilslos auf seine Seite tritt, ist er sein ausgesprochener Feind, mit seinen Gegnern im Bunde, nichtswürdig, ein bestochener Schurke. In der Irrenanstalt schreibt er ungeachtet aller Schwierigkeiten und Enttäuschungen weiter seine Angriffe, seine Klageschriften nieder; unter zahllosen Eingaben an den König, die oberste Staatsbehörde, das Parlament, in denen er immer und immer wieder seine Darstellung von dem Rechtsirrtum, dem Justizmorde gibt, seine ungeheuerlichen Verdächtigungen, die immer maßloser werden, ausspricht, sich als den unschuldig Verurteilten, den unschuldig ins Irrenhaus gesperrten Märtyrer seiner hervorragenden rechtlichen Überzeugung hinstellt, beschließt er sein Dasein, wenn er nicht gar, wie ein Kranker Caspers, an den höchsten Richter im Himmel schreibt, und, nachdem ihm auch von dort her das Recht, das er erwartete, versagt blieb, Gotteslästerungen ausstößt.

Im weiteren Verlaufe der Erkrankung kommt es stets zu stärkerem Hervortreten von Selbstüberschätzungsideen und anderen in das Gebiet des Größenwahnes gehörigen Vorstellungen. Prahlereien mit der Schärfe des eigenen Verstandes, den eigenen Kenntnissen der Gesetzesbestimmungen, die er nur durch sich selbst gewonnen habe, die dabei denen studierter Juristen weit überlegen seien, verbinden sich meistens mit der Stellung immer größer werdender Ersatzansprüche, die er aus der vermeintlichen ungerechten Behandlung herleitet. Nicht nur als Entschädigung für ungerecht verbüßte Strafen, sondern auch zur Sühne des ungerechtfertigten Verdachtes, als Entschädigung für die erlittenen Nachstellungen, den Ärger, die mit der Abwehr der Ungesetzlichkeiten zugebrachte Zeit verlangen die Kranken Summen, die sich oft in angemessenen Grenzen halten, oft aber auch unter allmählicher Steigerung schließlich in die Millionen gehen, deren Geltendmachung und gerichtliche Einforderung ihrerseits das querulatorische Gebahren des Kranken weiter unterhalten. In seltenen Fällen endlich treten noch weitere Größenideen, daß der Kranke wegen seiner umfassenden Rechtskenntnisse zu hohen Stellungen ausersehen sei, daß ihm für seine scharfsinnigen Schriften der Titel eines Doktors der Rechtswissenschaften in Aussicht stände und ähnliche hinzu, haben aber in der Regel nur episodenhaftes Gepräge.

Mag die Behörde, gegen die zu Anfang queruliert wird und demgemäß der weitere Instanzenweg von dem eben skizzierten verschieden sein, der Gang und Inhalt der Beschwerden, die Ausbreitung des Kreises der Gegner bleibt dieselbe. Von allgemeinen, mehr unpersönlichen Beeinträchtigungsvorstellungen gepeinigt, knüpft der Kranke seine wahnhafte Vorstellungstätigkeit an die nächsten, mit dem den Wahn auslösenden Erlebnis eng zusammenhängenden Persönlichkeiten an, dann wird die betreffende gesamte Beamtenkaste in die Zahl der Gegner aufgenommen, hierauf alles, was Autorität heißt, zu ihnen gezählt, endlich die ganze Welt in den Kreis der Verfolger einbezogen, bis schließlich gelegentlich auch das dem Kranken zur Herleitung seiner Verfolgungsideen nicht mehr genügt. Dabei findet sich meistens, daß nicht jeder Angehörige des einen oder des anderen Standes kritiklos zu den Feinden gezählt wird, sondern daß in jedem Menschen zuerst nur das Beste gesucht wird, daß jedes neue, in den Gesichtskreis des Kranken tretende Individuum als Freund, als Retter angesprochen wird, dem er seine Lebens- und Leidensgeschichte anvertraut, den er zu seiner Rettung ermuntert, den er aber in demselben Augenblicke, in dem er sein Vertrauen nicht voll befriedigt findet, oft schon bei dem geringsten Einwand gegen seine Ausführungen als seinen ärgsten Feind betrachtet; wer nicht unbedingt für den Kranken ist, der ist wider ihn. So wird die Polizei, an die er sich zuerst um Hilfe wendet, in kurzem zu einem Heer von Spionen und Henkersknechten; die Zeugen, die durch Beeidigung der Wahrheit seiner Angaben die erwartete Wendung in seiner Angelegenheit herbeiführen sollen, werden, sobald sie seine Hoffnungen durch ihre Aussage enttäuschen, zu bestochenen, meineidigen Schurken; der Verteidiger wird, sobald der Kranke bei ihm die erwartete Hilfe nicht findet, zum unfähigen Strohkopf, der mit seinen Gegnern im Bunde steht, seinen Amtsgenossen in die Hände arbeitet, dieser Bande von

Verbrechern, die ihre eigenen Fehltritte dadurch verschleiern wollen, daß sie einen Unschuldigen bestrafen, oder die einen Justizmord vertuschen helfen, um den Richterstand nicht zu blamieren; der Arzt endlich, von dem er die Bescheinigung seiner geistigen Gesundheit sicher erwartet hat, wird zum Folterknecht, zum bestochenen oder betrogenen Helfershelfer seiner Gegner bei dem geringsten Zweifel an seiner geistigen Gesundheit. Hand in Hand mit großem Mißtrauen geht so auf der anderen Seite wieder eine übergroße Vertrauensseligkeit, die noch durch die Leichtgläubigkeit unterstützt wird, die derartige Kranke meist an den Tag legen. Jedes Gerücht, das von ihren Gegnern Schlechtes sagt, jeder Klatsch wird als lautere Wahrheit hingenommen, auf unbewiesene Erzählungen werden schwerwiegende Schlüsse und Beweise aufgebaut, jedes ihre Feinde kompromittierende Gerede wird ohne Prüfung geglaubt und, oft noch in ihren Interessen angepaßter, veränderter Form, weiter verbreitet, auch zum Gegenstande von Klagen und Beschwerden gemacht. Wissentlich falsche Anschuldigungen sind deshalb ein häufiges Delikt beim unerkannt gebliebenen querulierenden Paranoiker.

Im einzelnen werden die krankhaften Vorstellungen immer maßloser. Unterschriften unter Protokolle werden verweigert, weil dieselben gefälscht sind, Vorladungen werden nicht angenommen, weil der Kranke das Gericht, von dem sie ausgehen, nicht anerkennt, jeder Gerichtshof wird wegen Befangenheit abgelehnt. Akten werden von den Gegnern, von den Richtern unterschlagen, Seiten daraus entfernt, heimliche Verhandlungen abgehalten, von denen er nichts weiß, nur, um ihn mundtot zu machen und das Recht zu unterdrücken. Dokumente werden unterschlagen, Urteile gefällt, ohne daß dem Kranken Gelegenheit geboten wurde, sich zu verteidigen. Immer neue Zeugen werden beigebracht; sagen auch sie nicht nach Wunsch aus, so erscheinen wieder andere, deren Aussage nun ganz bestimmt ihm zu seinem Rechte verhelfen wird, Sachverständige über Sachverständige werden vorgeschlagen. Schließlich kommt der Kranke zu Vorstellungen, daß das Gericht seine Zeugen, seine Sachverständigen überhaupt nicht lade oder ihre Aussagen bzw. die Protokolle darüber fälsche oder vernichte.

Neben den spezifisch querulatorischen wahnhaften Vorstellungen finden sich bei der Paranoia querulatoria stets noch andere Beeinträchtigungsideen. Beide Arten sind meist so eng miteinander verbunden, daß sich nur eine künstliche Scheidung herbeiführen läßt. Es handelt sich häufig um allgemeine Ideen der Verfolgung, die sich an die querulatorischen Gedankengänge eng anschließen, gelegentlich sind aber auch entferntere Vorstellungsgebiete betroffen. So ist der Wahn ehelicher Untreue bei querulierenden Paranoikern neben ihren Ideen rechtlicher Benachteiligung gefunden worden, hypochondrische Vorstellungen sind nicht selten, Vergiftungsideen können dem Kranken als die letzte Möglichkeit erscheinen, ihn mundtot zu machen. Fast ausnahmslos werden auch diese Ideen rein kombinatorisch gebildet, ebenso wie die mannigfachen Selbstüberschätzungsvorstellungen, die stets die querulierende Paranoia zu begleiten pflegen. Sie gehen aus von dem Gefühl eines erhöhten Gerechtigkeitssinnes, realisieren das dem Kranken innewohnende Überlegenheitsgefühl über seine Gegner: nur er hat die richtige Ansicht von Recht und Gesetz; er kann die Gesetzesparagraphen viel besser ausdeuten als sämtliche Juristen; er weiß, wie man es machen muß, um das Recht ans Tageslicht zu bringen; nur er ist imstande, den Bedrängten das Recht zu bringen, das ihnen von den treulosen Beamten genommen worden ist. Diese Selbstüberschätzungsvorstellungen treten besonders bei einer Gruppe von querulierenden Paranoikern hervor, deren Wahn einen stark altruistischen Zug trägt, insofern sich seine querulierende Tendenz wenigstens zu Anfang in der Hauptsache auf die Aufdeckung des fremden Personen zugefügten Unrechtes erstreckt. Derartige Gedankengänge finden sich besonders häufig auch im politischen Leben; sie verbinden sich wieder mit den Ideen der krankhaften Weltverbesserer und Volksbeglücker, die bei Besprechung der Paranoia combinatoria geschildert wurden.

Die krankhaften Ideen des querulierenden Paranoikers sind im Gegensatze zu den Vorstellungen des gewöhnlichen Querulanten von Anfang an unkorrigierbar. Unzugänglich für Einwände weist er alle Belehrungen und Gegenbeweise meist ohne Prüfung zurück, tut sie unter Umständen mit dem Hinweise auf die eigene Glaubwürdigkeit ab. Alles seiner Ansicht Entgegenstehende wird für frech erlogen, für unsinnig erklärt. Es besteht völlige Unfähigkeit, die eigenen Ansichten gegenüber den gegnerischen Gedankengängen abzuwägen, fremde, den eigenen entgegengesetzte Ausführungen zu bewerten sowie die Größe des etwa erlittenen Unrechtes abzuschätzen. Selbst das kleinste Unrecht wird über Gebühr aufgebauscht, der leiseste Zwang als unerhörte Vergewaltigung aufgefaßt, während andererseits die übermäßige Entwicklung des eigenen Selbstgefühls ihm jedes Mittel in seiner Hand als gut und angemessen erscheinen läßt. Dabei fehlt jedes Verständnis für die Nützlichkeit oder Nutzlosigkeit eines der angewandten Mittel. Jeder Prozeß wird ohne Rücksicht auf die entstehenden Kosten oder die Möglichkeit eines Erfolges bis zur letzten Instanz durchgefochten, jede Angelegenheit bis zum Äußersten verfolgt. Stellung und Vermögen werden aufs Spiel gesetzt und verschleudert. Einsichtslos setzt der querulierende Paranoiker den Kampf um sein vermeintliches Recht fort, bis er am Bettelstab ist.

Abgesehen von dieser Verbohrtheit in seine Wahnvorstellungen bleibt der Kranke während des ganzen Krankheitsverlaufes besonnen, im Denken geordnet; Merkfähigkeit und Gedächtnis sind ungetrübt, die Urteilskraft zeigt außerhalb des Wahnsystems keine Störung, in bezug auf die eigenen Wahnideen jedoch stärkste Einschränkung. Die Sinneswahrnehmungen sind kaum jemals krankhaft verändert, Sinnestäuschungen kommen im Verlaufe reiner querulatorischer Wahnsysteme wohl nicht vor, nur aus der Verbindung mit andersartigen Beeinträchtigungs- oder den seltenen ausgeprägten Größenideen können sie gelegentlich entstehen, ohne jedoch besondere Bedeutung zu erlangen. Die Wertung an sich richtig aufgefaßter Sinneseindrücke ist häufig schwer im Sinne der wahnhaften Vorstellungen verändert. Die Kranken vermögen oft keinen Schriftsatz des Gegners oder des Gerichtes richtig zu verstehen; sie lesen gerade das Gegenteil aus ihm heraus, sofern sich das mit ihren Ideen deckt.

Häufig handelt es sich dabei allerdings um Erinnerungsfälschungen, die im Verlaufe der querulatorischen Paranoia eine große Rolle spielen. Die Kranken sind nicht imstande, eigene Erlebnisse, die Geschichte ihres Rechtsstreites, die Vorgänge während eines gerichtlichen Termines nach einiger Zeit vollkommen wahrheitsgetreu zu reproduzieren. Umdichtungen aller Art, seltener frei erfundene Vorstellungen, wie es sein oder werden könnte, werden für wahr gehalten, dem Wahnsystem eingeordnet und als bewiesene Tatsachen weiter verwertet. Dieselbe Bedeutung können plötzliche Einfälle haben, die erwünschte Vorgänge dem Kranken vor Augen führen. Oft läßt sich nicht entscheiden, ob es sich um wirkliche nachträgliche Erinnerungsfälschungen oder um Mißverständnisse handelt, doch ist an der Häufigkeit der ersteren Vorgänge, besonders in den vorgeschritteneren Stadien des Leidens nicht zu zweifeln. Die Begebenheiten, die dem Kranken zu Anfang seiner wahnhaften Vorstellungstätigkeit noch fraglich erschienen, werden immer mehr im Sinne der entstandenen Wahnideen umgedeutet und verfälscht, immer neue Einzelheiten tauchen in ihrer Verbindung auf, so daß allmählich alle Vorgänge in logischer Weise auseinander folgen, völlige Klarheit des querulatorischen Wahnsystems besteht, das der Kranke eintönig in derselben Weise und entsprechender Reihenfolge vorbringt, an das er selbst unerschütterlich glaubt. In das Gebiet der Erinnerungsfälschungen gehört wohl auch der „Traum“ eines Patienten Hoppes, dem in seinem siebzehnten Lebensjahre im Schlafe ein Engel erschien, der ihm sein Schicksal, viele Prozesse zu führen und dafür Gefängnisstrafen zu verbüßen, voraussagte.

Die Affekterregbarkeit des querulierenden Paranoikers ist auf das höchste gesteigert. Die Vorstellung unschuldig erlittenen Unrechtes pflegt schon den Geistesgesunden stark zu erregen, vielmehr noch den mit krankhaften Vorstellungen arbeitenden Paranoiker. Aus der Steigerung der gemütlichen Erregbarkeit ist sicher zum größten Teile der gänzliche Mangel an Objektivität, das Unvermögen zu unvoreingenommener, sachlicher Beurteilung der Rechtslage, der Mangel jeder Einsicht, die Unbelehrbarkeit, die Unfähigkeit zu ruhiger Überlegung, sobald das stark affektbetonte Gebiet der Rechtssätze angeschnitten wird, zurückzuführen. Recht und damit im Zusammenhange die Strafe gehören zu denjenigen Begriffen, die mit ihrem ausgesprochenen Gleichheitsprinzip infolge unserer Erziehung uns am lebhaftesten gemütlich erregen, in ihrer affektiven Wirkung den bei Besprechung der Paranoia hallucinatoria hervorgehobenen Eingriffen in das körperliche Wohlbefinden, die mit dem Strafbegriff eng verwandt sind, nahestehen. Stets sind es ausgesprochene Mischaffekte, die den Kranken beherrschen, hergeleitet einmal aus dem Gefühle rechtlicher Beeinträchtigung, andererseits aus dem inneren Überlegenheitsgefühl, das die Kranken beherrscht; zu Anfang überwiegt dabei die Unlustkomponente, während dieselbe in den späteren Stadien mit dem Stärkerwerden der Selbstüberschätzungsvorstellungen, der Steigerung der Lust am Querulieren, zurückzutreten pflegt.

Das äußere Verhalten des Querulanten und seine Handlungen haben ihm seinen Namen gegeben. Der Kampf um sein vermeintliches Recht, unbekümmert um die Folgen, mit zäher Verbissenheit, ohne die geringste Nachgiebigkeit, ohne die im menschlichen Verkehr gebotene Rücksichtnahme auf fremde Interessen ist der Kern der Handlungen, um den sich das ganze Verhalten des Kranken aufbaut. Er kennt nur ein Gebiet, das ihn wirklich interessiert, er kennt nur ein Thema, bei dessen Besprechung er mit ganzer Seele dabei ist, bei dessen Erzählung er nicht müde wird, das die Bedürfnisse des Tages völlig zurücktreten läßt: seine Rechtsstreitigkeiten. Diese intensive Hingabe an einen einzigen Gedankenkreis, noch dazu von so überragender Bedeutung und lebhafter Affektbetonung, dabei andererseits doch von enger Begrenzung muß im Laufe der Jahre zu Eigentümlichkeiten führen, die den querulierenden Paranoiker aus seinem Wesen, vor allem aus dem Gebrauche der Ausdrucksmittel für seine Vorstellungen, aus Sprache und Schrift, erkennen lassen. Schon rein äußerlich zeigen die Kranken ein überlegenes, gemessenes, meist gewandtes Wesen, geben viel auf ihr Äußeres und ihre Haltung. Sie sitzen über ihre umfangreichen Schriftstücke gebeugt, sind häufig mit zahlreichen Gesetzbüchern beschäftigt, tragen stets Aktenbündel mit sich herum, in die sie eifrig vertieft sind, Notizen machen. Sie erscheinen im Verkehr zuerst lebhaft, schlagfertig, geben sich sichtlich Mühe, jedem neuen Bekannten, vor allem auch dem Arzte zu imponieren. Sie sind unermüdlich mit ihren Schreibereien, der Ausarbeitung ihrer Beschwerden, Einsprüche oder Klageschriften beschäftigt, verbrauchen eine Unmenge von Papier und Tinte, deren Verweigerung zu den lebhaftesten Zornesausbrüchen führen kann. Im Gespräch kommen sie meist in kürzester Zeit auf sich, ihre Lage, vor allem auf ihre Rechtsstreitigkeiten. Unermüdlich, in nicht zu dämmendem Redefluß erklären sie haarklein auch dem fernstehenden Besucher den Verlauf ihrer Prozesse, die Geschichte ihres Erbschaftsstreites, ihrer Pensionierung, sofern die letztere wie häufig den Anlaß zur querulatorischen Paranoia gegeben hat, ihre Ansprüche, die sich aus ihrer ungesetzlichen Behandlung ergeben haben, meist durchsetzt mit ironisierenden Bemerkungen, beißendem Spott, daraus abgeleiteten Lebensregeln. Die kleinsten, nebensächlichsten Einzelheiten werden ausgekramt, Zeugenaussagen, die mit dem eigentlichen Thema gar keine Beziehungen aufweisen, wörtlich wiederholt, langatmige Beweisbeschlüsse, die Ausführungen des Verteidigers, Sachverständigengutachten ausführlich erörtert. Wo den Kranken sein anscheinend phänomenales Gedächtnis zu verlassen droht, sucht er aus seinen umfangreichen Aktenbündeln, seiner Brieftasche die entsprechenden für ihn unersetzlichen Dokumente heraus, um aus ihnen und seinen Abschriften die betreffenden Stellen vorzulesen, sucht er aus den Gesetzbüchern die bezüglichen Paragraphen auf. Dabei kommt er vom Hundertsten ins Tausendste, verliert häufig den Faden, um so öfter, je mehr er sich in Affekt redet, bringt mit der eigentlichen Rechtssache gar nicht oder nur lose in Zusammenhang stehende Dinge vor, beachtet keine Unterbrechung, keine Zwischenfrage, die ihn aus dem Konzept zu bringen droht, keinen Einwand, tut meist alles mit dem Hinweis ab, daß das später noch komme, weiß auch nach stundenlanger Besprechung kein Ende seiner Ausführungen zu finden. Dieselben Redewendungen, dieselben Beweisgründe werden oft wörtlich wiederholt, die Ausführungen weisen dadurch eine große Eintönigkeit auf; der Eindruck des Eingelernten ist besonders in den späteren Stadien des Leidens unverkennbar. Dabei beherrscht den Kranken das peinigende Gefühl, etwas vergessen zu haben; immer wieder kommen sie, um an der Hand ihrer Aufzeichnungen noch etwas besonders Wichtiges zu berichten. Die Ausdrucksweise ist weitschweifig, gekünstelt, mit bombastischen Phrasen, Schlagworten, Zitaten, Sprichwörtern, juristischen Ausdrücken reichlich durchsetzt. Die Redewendungen wiederholen sich ständig; seine Gegner werden dauernd mit den gleichen Ehrentiteln, denselben beleidigenden Ausdrücken belegt.

Eine noch größere Bedeutung als die Sprache hat die Schrift für den querulierenden Paranoiker. Ganze Aktenstöße, Berge von Papierfetzen werden mit den schriftlichen Ausarbeitungen über seine Angelegenheiten gefüllt, jedes Stückchen wird bekritzelt. Endlos, schließlich ohne rechten Zusammenhang werden die Verdachtsgründe, die Beweismomente aneinander gereiht, durchsetzt mit Schmähungen gegen seine Gegner, den Gerichtshof, den Richterstand, die Beamtenschaft, die Staatsordnung. Immer wieder kehren dieselben Ausdrücke, dieselben Floskeln, dieselben Unterstreichungen, dieselben Interpunktionszeichen. Die Schriftstücke wimmeln von Ausrufungszeichen, von Heraushebungen von Worten oder Sätzen durch lateinische Buchstaben oder Rundschrift. Dichtgedrängt, mit winzigen Buchstaben werden die Seiten flüchtig gefüllt, als ob die Fülle der Gedanken dem Kranken keine Zeit zu ruhiger Niederschrift ließe; auch der Inhalt bekundet meistens ein Überstürzen der Gedankengänge. Überall finden sich Verbesserungen, Zeichen, die auf nachträgliche Zusätze deuten, mit denen der freie Rand bekritzelt ist. Tagtäglich überreichen derartige Kranke dem Arzte irgendeine 4—8 Seiten lange oder noch längere Eingabe an die Anstaltsleitung, das Staatsministerium, den Herrscher, in der sie in schwülstiger, weitschweifiger Form ihre Anklagen, ihre Forderungen niederlegen, oft am Schlusse des Schreibens vergessen haben, weswegen sie es begannen. Alle Schriftstücke werden durch Hinweise auf ihre Dringlichkeit („eilt sehr", „Gefahr im Verzuge", „dringend", „schleunigst") gekennzeichnet.

Man hat den Eindruck, daß, besonders in den späteren Stadien der Erkrankung, der querulierende Paranoiker oft gar keine Antwort auf seine Schriftstücke erwartet. Er erkundigt sich wohl gelegentlich, ob seine Eingabe auch wirklich abgesandt, ob bereits eine Antwort darauf eingelaufen ist, beruhigt sich aber bei entsprechender ausweichender Auskunft oder beschwert sich in einem neuen Schriftsatze über die Zurückhaltung des vorhergehenden bzw. seine langsame Erledigung. Auch diesen Kranken wird das Schreiben noch vielmehr als den übrigen Paranoikern zum Zwecke an sich. Bei den querulierenden Paranoikern findet sich auch häufiger als bei den übrigen Paranoiaformen die Marotte, sich nur schriftlich zu äußern oder doch ihre mündlichen Auseinandersetzungen durch schriftliche zu unterstützen, sicherlich vor allem in der Absicht, Auslassungen in ihren Beweisführungen zu vermeiden, und aus dem Gefühl der Unfähigkeit heraus, die tausenderlei Einzelheiten mündlich lückenlos zu reproduzieren.

Abgesehen von dem ausgedehnten Gebrauche, den der querulierende Paranoiker von den Ausdrucksmitteln seiner krankhaften Vorstellungen macht, gleicht sein Verhalten dem der übrigen Paranoiker. Wie schon oben beschrieben, kennzeichnet sein Wollen und Handeln eine unkorrigierbare Verbohrtheit in die eigenen Ansichten und die Unfähigkeit, andere, von den eigenen abweichende Gedankengänge kritisch zu beurteilen oder auch nur den Versuch dazu zu machen. Mit äußerster Konsequenz wird versucht, den eigenen Ansichten von Recht und Gerechtigkeit zum Siege zu verhelfen, jede Angelegenheit bis ins kleinste auszufechten, jeden Rechtsstreit bis in die höchste Instanz zu verfolgen; es ist ihm nicht möglich, sich bei einem sich mit seinen Ansichten nicht deckenden Bescheide zu beruhigen, er queruliert auch nach Erschöpfung aller Rechtsmittel weiter, vermag nicht, aus seinem Vorstellungskreise derartige unfruchtbare Vorstellungen zugunsten anderer wichtigerer zu verdrängen. Durch seine Handlungsweise geht ein Zug von äußerstem krankhaftem Egoismus. Alle Mittel, auch die unsittlichsten, sind in seiner Hand gut und erlaubt; die anständigsten Mittel in der Hand des Gegners dienen zu rohen Vergewaltigungen seiner Person.

Nicht immer bleibt der querulierende Paranoiker bei seinen immerhin noch harmlosen Schreibereien, Beleidigungen, Drohungen und Anklagen stehen; öffentliche Schmähungen, tätliche Angriffe, die Mordwaffe stellen nicht selten das letzte Mittel dar, durch das er seinen Rechtsbegriffen Geltung zu verschaffen sucht. Nach seiner Verwahrung in der Irrenanstalt ist es meist der Kampf gegen diese, ihm ungesetzlich erscheinende Internierung, dem ein großer Teil seines Denkens und Wollens gilt, im Gegensatze zu den übrigen Paranoikern mit Beeinträchtigungsideen, bei denen gegenüber den sonstigen Verfolgungen, deren Vorstellungen mit ihren Konsequenzen zu der Anstaltsaufnahme geführt haben, die Beeinträchtigung durch die Freiheitsbeschränkung selbst wenigstens in der Regel zurücktritt; er nähert sich auch hierin dem Größenwahnsinnigen. Einen gleichen, ebenso stark affektbetonten Anknüpfungspunkt bietet dem Querulanten die Einleitung und Durchführung des Entmündigungsverfahrens, ohne daß aber durch diese späteren Rechtsangelegenheiten die die Paranoia querulatoria auslösende Streitsache völlig verdrängt wird. Bereits früh pflegt der querulierende Paranoiker unfähig zu werden, für seinen Lebensunterhalt zu sorgen. Er vermag weder ein öffentliches Amt zu bekleiden noch einen privaten Beruf auszuüben, da er in dem einen mit seinen krankhaften Rechtsanschauungen Anstoß erregt, zu privater Tätigkeit aber durch die Ablenkung, die die Verfolgung seiner Rechtsstreitigkeiten bewirkt, unbrauchbar wird. Nie kommt es jedoch zu einem untätigen Herumsitzen der Kranken, die meist sehr beweglich mit der Ausarbeitung ihrer querulierenden Schriftsätze ihre Zeit vollständig auszufüllen vermögen.

Der Verlauf der querulatorischen Form der Paranoia ist im wesentlichen ein langsamer, aber stetiger, ähnlich dem der kombinatorischen Verrücktheit mit allmählicher Steigerung der Symptome der Quantität und Intensität nach. Immer weitere Beamtenklassen werden in den Kreis der Gegner gezogen, immer intensiver wird der Widerstand gegen die staatlichen Autoritäten, immer klarer wird dem Kranken, daß ihm Unrecht geschehen ist und noch geschieht, auch, warum es geschieht, immer verbohrter wird seine Ansicht von Recht und Gerechtigkeit. Immer weniger vermag der Kranke den Ansprüchen des Lebens zu genügen, immer weniger außerhalb seiner Rechtsbegriffe liegenden Interessen die nötige Beachtung zu schenken. Er vermag seinen Beruf nicht mehr zu versehen, Ehe und Familie, Wohlstand und Ehre treten hinter dem seiner krankhaften Vorstellungstätigkeit entspringenden Zwange zum Querulieren zurück, ohne daß die ethischen, besonders die altruistischen Begriffe gänzlich verloren gehen, bis schließlich nach Erschöpfung der vorhandenen Rechtsmittel, nach Durchlaufen aller Instanzen der Kranke zur Selbsthilfe greift, die ihn sicher der Irrenanstalt zuführt, sofern er nicht bereits vorher dort Aufnahme und Schutz gefunden hat.

So gleichmäßig der allgemeine Ablauf der Paranoia querulatoria ist, so mannigfache Wellenbewegungen zeigt die Intensität der augenblicklich hervortretenden Erscheinungen. Jedes gemütserregende Moment bedingt bei diesen äußerst affektlabilen Individuen eine Verstärkung der querulierenden Willensstrebungen. Vor allem die mit ihren Rechtsstreitigkeiten selbst in Verbindung stehenden Dinge, gerichtliche Termine, Vernehmungen und Verurteilungen, Abweisung von Eingaben, Zurückweisung von Schadenersatzforderungen, besonders natürlich die Vollstreckung der Strafe schaffen Erregungszustände, in denen neben vermehrtem Hervortreten der querulatorischen Handlungen, lebhafteren mündlichen, reichlicheren schriftlichen Auslassungen, meist auch vermehrtem Auftreten von Erinnerungsfälschungen zahlreiche neue Beeinträchtigungsideen sowohl auf rechtlichem wie auch auf ferner liegenden Gebieten entstehen, deren Verarbeitung ihrerseits zu vermehrter Affektspannung und Lockerung der Haltung des Kranken führt, eine Vermehrung der Angriffe und Beleidigungen gegen die alten, eine Hinzuziehung neuer Gegner, damit ein schnelleres Fortschreiten des Krankheitsprozesses bedingt.

Während derartige leichtere Erregungszustände häufig eintreten, oft dauernd vorhanden sind, sind stärkere Erregungen, wie sie besonders im Verlaufe der Paranoia hallucinatoria geschildert wurden, seltener. Auch in dieser Beziehung steht die Paranoia querulatoria der kombinatorischen Form dieser Krankheit näher. In den seltenen höhergradigen Erregungszuständen kommt es zu lebhaftem Hervortreten der querulatorischen Wahnideen neben anderen Beeinträchtigungs- und Größenideen, deren lebhafte Affektbetonung wüste Schimpfereien, Drohungen, Gewalttaten, kurz ein entschiedener aggressives Verhalten der Kranken hervorruft, Schlaflosigkeit, mangelhafte Nahrungsaufnahme, größere Sprunghaftigkeit, geringere Klarheit der schriftlichen und besonders der mündlichen Auslassungen bedingt, bis nach kurzer Zeit, meist nach wenigen Tagen, die frühere Ruhe wieder eintritt.

Die Paranoia querulatoria ist im ganzen eine seltene Krankheit. Der Satz von $^1/_2$% der Anstaltsaufnahmen, der von anderer Seite (Yennaropoulos) angegeben ist, erscheint noch zu hoch gegriffen, sobald man gemäß der hier vertretenen Ansicht eine scharfe Scheidung der paranoischen von den aus andersartigen psychopathischen Zuständen entstandenen Querulanten vornimmt und zu den ersteren nur die Fälle rechnet, in denen Beeinträchtigungsideen auf rechtlichem Gebiete, die eine querulatorische Tendenz in sich schließen, auf dem Boden einer angeborenen psychopathischen (paranoischen) Konstitution im Anschlusse an ein psychogenes Moment, meist einen Konflikt mit einer gesetzlich anerkannten Behörde bzw. einen Rechtsstreit, oft ein tatsächlich erlittenes, mehr weniger geringfügiges Unrecht entstehen, daneben auch andere Beeinträchtigungs- sowie Selbstüberschätzungsvorstellungen auftauchen und dieses unerschütterlich festgehaltene Wahnsystem unter Fortdauer der querulierenden Komponente mit äußerster Konsequenz bis zur Verbohrtheit ausgebeutet wird, dabei Wollen und Handeln logisch, den Vorstellungen entsprechend sind, die Affekte ansprechbar bleiben, die Intelligenz außer einer langsam zunehmenden Einschränkung der Urteilskraft gemäß der durch die Überwertigkeit der Wahnideen bedingten, fortschreitenden Einengung des Gesichtskreises normal bleibt. Von den Geschlechtern ist das männliche erheblich häufiger von dieser Form der Paranoia betroffen. Kraepelin führt diesen Umstand darauf zurück, daß die Männer mit ihrer verantwortlichen Lebensstellung und ihrem stärkeren Selbständigkeitsgefühl wesentlich häufiger als die geschützteren und nachgiebigeren Frauen in die Lage zu Zusammenstößen auf rechtlichem Gebiete kommen. Die Verschiedenheit der Erziehung der Geschlechter mit ihrer grundverschiedenen Ausbildung des Persönlichkeitsbewußtseins, wie sie bis in die Neuzeit Mode war, dürfte daneben von Einfluß sein. Auch die Paranoia querulatoria beginnt meist im späteren Alter. Vor dem 30. Lebensjahre sind sichere Fälle dieser Krankheit extrem selten, auch bis zum 40. Jahre nicht häufig. Die Zeit der Abnahme der Geisteskräfte, der Erstarrung des Charakters, des Verlustes der Schmiegsamkeit der psychischen Persönlichkeit läßt den bereits in der Veranlagung begründeten Mangel an Anpassungsfähigkeit und Unterordnung unter die bestehenden Rechtssätze intensiver hervortreten, verstärkt andererseits die den zur querulatorischen Paranoia Veranlagten innewohnende Tendenz zum Kampfe gegen jeden Zwang durch autoritative Bestimmungen gemäß der im Alter eintretenden egozentrischen Einengung der Interessen und Gefühlstöne. Beides gibt auch dem weiteren Verlaufe und dem Endzustandsbilde sein Gepräge.

Der Krankheitsausgang.

Die Beschreibung der Unterformen der Paranoia lehrt bereits, daß deren Erscheinungen nach langjährigem Bestehen der Erkrankung einander immer ähnlicher werden. Die kombinatorische Wahnentwicklung läßt nach, die Trugwahrnehmungen nehmen an Zahl und sinnlicher Lebhaftigkeit ab, querulierende Züge treten, soweit sie nicht schon von Anfang an dem Krankheitsbilde beigemischt waren, auch im Verlaufe kombinatorischer oder halluzinatorischer Fälle auf, der Querulantenwahn hingegen geht häufig unter mehr minder deutlichem Nachlaß der querulierenden Tendenzen in den Wahn mäßiger Selbstüberschätzung über. Bei allen Formen wird das alt eingewurzelte Wahnsystem unverrückbar festgehalten, die Weiterbildung geht aber immer langsamer vor sich, um in vielen Fällen endlich scheinbar zu sistieren, der Schmuck der den Grundwahn umgebenden krankhaften Vorstellungen wird immer seltener und eintöniger. Die Sinnestäuschungen lassen die frühere Buntheit vermissen; sie belästigen noch den Kranken, ohne die überragende Bedeutung für ihn zu haben wie in den früheren Krankheitsstadien. Der Kranke queruliert zwar noch, aber auch hier läßt die Neuentwicklung von Vorstellungen nach; nur selten werden neue Prozesse eingeleitet, werden neue Instanzen, die allerdings meist schon sämtlich erschöpft sind, angerufen, nur die alten Streitigkeiten werden innerlich verarbeitet und äußerlich weiter verfolgt.

Wann dieses Stadium der gleichmäßigen Pflege der fest wurzelnden Wahnvorstellungen ohne bemerklichen Fortschritt im einzelnen Falle erreicht wird, ist sehr verschieden; es dauert aber in der Regel Jahrzehnte, bis dieser Zustand eintritt und der Krankheitsprozeß sich damit seinem Ausgange zuneigt. So sehr jedoch die früher bis zum äußersten krankhaft erhöhte Vorstellungstätigkeit nachläßt, nur in ganz seltenen Fällen hört sie anscheinend vollständig auf. Die Kranken überraschen immer wieder durch einzelne neue wahnhafte Ideen oder doch Veränderungen der alten, vor allem werden häufig auch noch in diesem Stadium die Größenideen ausgebaut bzw. erst konzipiert. Immer wieder berichten die Kranken auch von neuen krankhaften Sinneswahrnehmungen oder suchen durch Erinnerungsfälschungen Bestätigungen ihres Wahnsystems zu erhalten. Ansprechbar bleibt die Affektivität, dieser Maßstab für die Lebhaftigkeit des psychischen Geschehens. Stets rege ist die Hoffnung auf Abwehr der Verfolgungen, auf Erfüllung der krankhaften Größenvorstellungen, die Hoffnung, durch die querulatorischen Handlungen doch noch das erstrebte Ziel, den gewünschten Entscheid zu erreichen. Daß dennoch eine Abnahme der Affekterregbarkeit stattgefunden hat, zeigt der Umstand, daß das Leiden in diesem Stadium viel gleichmäßiger und ruhiger verläuft, daß Affektstürme schwerer ausgelöst werden, wenngleich sie nicht völlig schwinden, daß sie, einmal hervorgerufen,weit geringere Intensität zeigen. Der Größenwahnsinnige geht überlegen lächelnd oder, ohne ein Wort zu sagen, über die Nichtanerkennung seiner Rechte, seiner Stellung hinweg, der Verfolgungswahnsinnige läßt Zweifel an der Richtigkeit seiner krankhaften Vorstellungen oder Wahrnehmungen ohne Zornesausbruch hingehen, der Querulant hört gleichmütiger Einwände an, ohne allerdings ihren Sinn zu erfassen. Dementsprechend nimmt auch der Kampfesmut des Paranoikers ab, die Angriffsfreudigkeit weicht der Duldermiene. Zermürbt durch den steten Kampf mit seinen Gegnern, die ihm in jeder nur möglichen Weise Schaden zugefügt haben und noch zuzufügen suchen, die ihn mit den raffiniertesten Mitteln peinigen, ihm Glück und Ehre geraubt, ihn um Vermögen und Stellung gebracht haben, die ihm sogar sein Menschenrecht nehmen wollen, die es erreicht haben, daß er trotz seiner hohen Abstammung, seiner hervorragenden Geisteskräfte, seiner hohen Berufung armselig im Irrenhause ein Leben des Leidens beschließen muß, läßt der Paranoiker in der Stetigkeit, der Hartnäckigkeit seiner Handlungen nach, ohne indes von seiner Verbohrtheit zu lassen, ohne die Hoffnung auf einen Umschwung in seiner Lage aufzugeben; er läßt die Dinge gehen, wie sie eben gehen wollen, hofft auf einen Glückszufall, der ihm zu seiner Zeit sein Recht bringen wird oder tut seinem Überlegenheitsbewußtsein in der Rolle des gepeinigten, verkannten Märtyrers, dem die verdiente Anerkennung erst spät, vielleicht erst nach seinem Tode sicher zuteil werden wird, Genüge. Irgendein Zweifel an der Richtigkeit seiner krankhaften Ideen, der Realität seiner Trugwahrnehmungen läßt sich auch dann nicht auffinden oder erwecken, nie besteht eine Andeutung wirklicher Krankheitseinsicht. Nicht zu verwechseln ist mit der letzteren, daß die Kranken in manchen Fällen auf Grund ihrer hypochondrischen Beschwerden zugeben, krank zu sein, daß sie angeben, der Ärger, den ihnen der Kampf um ihre Größenvorstellungen, die Aufregungen, die ihnen die Vertretung ihrer Rechtsansichten verursacht habe, hätte sie nervenkrank gemacht oder dergleichen, Angaben, die Mercklin wohl im Auge hat, wenn er von einer gewissen Krankheitseinsicht bei der Paranoia im Beginne und während akuter Exazerbationen der Erkrankung spricht.

Wenn der Krankheitsprozeß auch in diesem Stadium erheblich gleichmäßiger als in früheren Krankheitszeiten abläuft, so ist man doch nie sicher, daß nicht auch noch nach längerer Zeit wieder lebhaftere Erscheinungen, ein schubweises Fortschreiten eintritt. Zu jeder Zeit kann ein stärkeres Hervortreten der Wahnideen, vor allem in den halluzinatorischen Fällen eine Vermehrung und Verstärkung der Sinnestäuschungen stattfinden, die zu entsprechenden Handlungen, zum mindesten zu stärkerem Querulieren gegen die Zurückhaltung in der Irrenanstalt, die Entmündigung führt. Derartige Erregungszustände sind nicht einmal in den selteneren Fällen sicher auszuschließen, in denen es nach Jahrzehnten zu einer erheblichen Einförmigkeit der Erscheinungen kommt. Eintönig sind in diesen Fällen die Vorstellungen, die die Kranken, ohne ihr System zu korrigieren, ohne auch nur einen Zweifel an seiner Realität zu hegen, in alter Weise produzieren, eintönig sind die Sinnestäuschungen, deren sinnliche

Lebhaftigkeit nachläßt, die die Kranken auch seltener belästigen; der Teufel, der dem Kranken in früheren Zeiten drohte und die ärgsten Peinigungen verhieß, wird nur noch in der Ferne gehört, „als ob ein Hund ein bißchen bellt.“ Eintönig ist die Ausdrucksweise; in derselben Form, oft mit den gleichen Worten, berichtet der Kranke Tag für Tag von seinen Wahnvorstellungen, in demselben Klageton werden die Verfolgungen beschrieben, mit denselben Wendungen die krankhaften Ideen zu beweisen gesucht. Es macht oft den Eindruck, als ob der Kranke sich zu dem absoluten Bewußtsein durchgerungen hat, daß seine wahnhaften Vorstellungen unumstößlich richtig sind, so daß er sich nicht mehr die Mühe zu geben braucht, darüber nachzudenken, daß jedes Wort zu ihrem Beweise überflüssig ist. Den gleichen Mangel an Veränderung beweisen die schriftlichen Auslassungen, die gelegentlich zum einfachen Abschreiben früherer Niederschriften werden; auch hier spiegelt sich das gleichförmige Bild einer auf der Stelle tretenden Vorstellungstätigkeit wieder. Einförmig wird vor allem die Handlungsweise. Von der Lebhaftigkeit der Affekte, die die Berührung der überwertigen Vorstellungen in den früheren Stadien beim Paranoiker auslöst, ist bei diesen langjährigen Kranken nichts mehr zu bemerken. Sie bringen ihre Vorstellungen und Pläne nur noch auf Wunsch vor, verrichten sonst als fleißige Arbeitstiere still ihre Tätigkeit, ohne das Symptom zu zeigen, das den Paranoiker an sich kennzeichnet, den Mut und Willen zum Kampfe um seine Ideen.

Die Intelligenz zeigt bei den erstgenannten Endformen der Paranoia sicher keine wesentliche Einbuße. Die Kranken sind in jeder Weise orientiert, Gedächtnis und Merkfähigkeit bleiben durchaus normal, was sowohl der Verkehr mit den Kranken wie eine darauf gerichtete Prüfung einwandfrei feststellen lassen, die ethischen Begriffe bleiben erhalten. Eine schwere Veränderung, die in den Endstadien ihre höchste Entwicklung erreicht, zeigt schon im ganzen Verlaufe der Erkrankung die Urteilskraft. Diese Störung wird hervorgerufen durch eine fortschreitende Einschränkung der Interessensphäre im Sinne des den Kranken beherrschenden Wahnes. Die stete Beschäftigung mit derart überwertigen Ideen, wie sie die Wahnvorstellungen des Paranoikers darstellen, hindert die Verarbeitung aller oder doch nur eines großen Teiles der das Individuum treffenden Sinneseindrücke, deren Aufnahme häufig noch an sich oder durch die Trugwahrnehmungen gestört ist. Dieser Ausfall von das Denken, Fühlen und Wollen des Geistesgesunden regulierenden Eindrücken und daraus ihre Anregung und Richtung erhaltenden normalen Vorstellungen muß einmal die Überwertigkeit der wahnhaften Ideen steigern, andererseits aber auch das Individuum unfähiger machen, sich über seine Umgebung, die ihn treffenden Eindrücke ein richtiges Urteil zu bilden, soweit eine solche Urteilsbildung überhaupt statthat. Die Einschränkung der Urteilskraft wird entsprechend der hohen Bedeutung, die die Wahnvorstellungen des Paranoikers für seine Person haben, eine ausgesprochen egozentrische sein, überall Beziehungen zur eigenen Person, vor allem zu den eigenen wahnhaften Ideen schließen lassen, mithin in diesem Punkte eine Urteilstrübung, eine Unfähigkeit, mit den krankhaften Vorstellungen zusammenhängende Tatsachen in ihrer Wertigkeit abzuschätzen, herbeiführen. Naturgemäß gibt es nur verhältnismäßig wenige Dinge, die im Verlaufe der paranoischen Erkrankung nicht mit dem Wahne in irgendeine Beziehung treten. Demgemäß wird in den ersten Stadien der Paranoia die Urteilskraft eine relativ geringfügige

Einbuße erleiden, mit der Ausbreitung der wahnhaften Vorstellungen stärker eingeschränkt werden, in den Endstadien, in denen oft die ganze Umgebung des Kranken in den Wahnkreis einbezogen ist, die schwersten Störungen zeigen. Aber auch in diesen letzten Stadien tritt auf dem Wahne ferner liegenden Gebieten nie ein Versagen der Urteilskraft ein. Die Kranken vermögen in Dingen, die ausgesprochene Beziehungen zu anderen Individuen haben, noch durchaus zu sachgemäßer Prüfung und Abwägung fähig zu sein und selbst in Dingen, die sie selbst und ihren Wahn auf das engste berühren, kommt es nicht zu einem Aufhören, einem gänzlichen Versagen der Urteilskraft an sich. Vom Standpunkte seines Wahnes aus vermag der Paranoiker noch logisch zu urteilen und Schlüsse zu ziehen. Er vermag nur nicht den Deduktionen Geistesgesunder in seinen wahnhaften Angelegenheiten zu folgen, ebenso wenig wie wir es vermögen, von unserem Standpunkte und unserer Auffassung der Dinge aus seine Urteile zu verstehen. Die Welt, in der der Paranoiker lebt, sieht eben anders aus als die des geistesgesunden Menschen, demgemäß sind auch seine Urteile anders. Es ist also nicht ein Versagen der Urteilskraft schuld an den Falschurteilen des Kranken, sondern ein Abirren seiner Urteile infolge der durch den Wahn bewirkten Veränderung des Vorstellungsinhaltes, ebenso wie das Denken des Paranoikers nicht nachläßt und versagt, im Gegenteile zeitweise gegenüber der Leistungsfähigkeit in geistesgesunden Tagen eine wesentliche Steigerung erkennen läßt, sondern nur in die durch den Wahn ausgefahrenen Geleise abgelenkt wird.

In den Fällen, in denen die beschriebene große Einförmigkeit alles psychischen Geschehens, der Vorstellungstätigkeit, des Denkens und Fühlens, des Handelns eintritt, dürfte die Urteilsfähigkeit den höchsten Grad der Einschränkung aus dem Mangel an Aufnahmefähigkeit und Fähigkeit, die aufgenommenen Eindrücke sinngemäß zu verarbeiten, erfahren haben, so daß der Paranoiker sein System abschließt und nur ihm lebt, während er in den früheren Zeiten stets eine Verbindung zwischen seinem Wahnsystem und der Außenwelt herstellte oder doch nach Möglichkeit herzustellen versuchte, aus der er die ihn treffenden Verfolgungen herleitete, in der er die Realisation seiner Größenideen erhoffte.

Diese letzteren Fälle regen besonders zur Erörterung der Frage an, ob es im Verlaufe der Paranoia immer oder doch in einzelnen Fällen zu einem Zustande kommt, den man als Schwachsinn bezeichnen kann bzw. ob der paranoische Krankheitsprozeß als solcher bereits einen Schwachsinnszustand darstellt?

Die Frage ist von den verschiedenen Autoren in recht verschiedenem Sinne beantwortet worden. Häufig, besonders bei den älteren Psychiatern mögen daran die Unterschiede in der Begriffsumschreibung der Paranoia schuld sein, auch die Verschiedenheit der Auffassung des Begriffes „Schwachsinn“ kann die abweichenden Ansichten zum Teil erklären. So meinte Jung, der alle Verrückten hirnschwach oder hirnsiech nannte, zweifellos von den hier beschriebenen ganz verschiedene psychische Erkrankungen, Flügge, der geistige Schwachsinnszustände eigentümlicher Art als Ausgangspunkt der Paranoia ansah, beschreibt anscheinend faselig verblödete Schizophreniefälle. Während Westphal intellektuelle Schwäche, die er als Grundlage mancher Fälle von Paranoia zugab, nicht als wesentliches Symptom der Krankheit anerkannte, v. Krafft-

Ebing einen Ausgang in Demenz abstritt, bezeichnete Jastrowitz die von ihm im Endstadium der Paranoia gefundene Intelligenzschwäche als Blödsinn, als eine erworbene Geistesschwäche, bei welcher ein entstandener geistiger Defekt durch einen qualitativ veränderten, fremdartigen Bestandteil ersetzt wird, so daß dem inneren Wesen nach eine Inkongruenz mit dem übrigen Geistesrest entsteht. Salgo fand eine langsam ansteigende dauernde Verarmung des Bewußtseinsinhaltes, einen Zustand, den er als Schwachsinn bezeichnen zu müssen glaubte, als wesentlichen Bestandteil der Paranoia, über den auch die Erhaltung der Denkform, die im übrigen auch gelegentlich gestört sei, nicht hinwegtäuschen könne. Von einer „Vorstellungsschwäche“, besonders in den vorgeschritteneren Stadien der Erkrankung, spricht Moeli, eine fortschreitende Schwäche auf dem Gebiete des Wollens und Fühlens suchte Koch zu erweisen. Hitzig glaubte, daß das Handeln der Paranoiker große Lücken in der Assoziationsbildung erkennen lasse und daß im Terminalstadium eine wirkliche Demenz einträte. Die derartigen Fällen beiwohnende Intelligenzstörung, die Kritiklosigkeit der Kranken bedeutete ihm in klinischer Beziehung bestimmt, in anatomischer Beziehung mit größter Wahrscheinlichkeit ein dauerndes Ausfallssymptom: die Ausschaltung einzelner oder vieler Hirnterritorien, von wenigen oder vielen Leitungsbahnen, die darauf beruhende größere oder geringere Herabminderung in der Zahl und Art der überhaupt möglichen Vorstellungen, mit einem Wort einen mehr oder minder offenbaren Zustand geistiger Schwäche. Ziehen bezeichnete diesen Endzustand der Paranoia dagegen als Pseudodemenz. Neisser konnte eine eigentliche Demenz ebenfalls nicht nachweisen, wenn er auch einen psychischen Schwächezustand, dessen quantitative und qualitative Ausprägung von der Symptomatologie und dem Verlaufe des Krankheitsprozesses sowie von der individuellen Konstitution abhängig sei, oft, aber nicht immer als endgültigen Ausgang der Paranoia sah. Während Sandberg an eine Intelligenzschwäche des Paranoikers glaubt, nimmt Falkenberg an, daß man zur Erklärung des Wahnes dieser Kranken der Annahme einer geistigen Schwäche nicht bedürfe und denselben allein aus der Veränderung der Vorstellungen und der damit zusammenhängenden Verfälschung des Urteils erklären könne. Für den Querulantenwahn nahm Siemerling an, daß derselbe stets auf einem geistigen Schwächezustande beruhe, Meschede widersprach dem; Koeppen nahm eine vermittelnde Stellung ein, indem er abgesehen von den auf angeborener geistiger Schwäche entstandenen Paranoiafällen der Ansicht ist, daß diese Erkrankung keine vollwertigen Menschen befalle, zuweilen auch törichte Wahnbildungen hervorbringe, aus denen heraus man auf eine gewisse Intelligenzschwäche schließen könne. Kraepelin sieht in der Existenz und Unkorrigierbarkeit der paranoischen Wahnideen an sich bereits einen Beweis psychischer Schwäche; Kleist andererseits fand wohl, daß die mangelnde Produktivität des Paranoikers gelegentlich den Eindruck von Demenz machen könne, da dadurch die Verstandesleistungen vermindert würden, daß aber ein Ausfall bestimmter Leistungen sich nicht erweisen lasse, daß es nur zu einer Abartung der vorhandenen komme. Auch Hübner beobachtete nie eine Demenz als Ausgang der Paranoia.

Unter Schwachsinn darf man nur den Ausfall von Leistungen auf einem oder auf allen Gebieten unseres Intellektes verstehen, der entweder dadurch hervorgerufen ist, daß Teile des Erfahrungsschatzes, mit denen er zu arbeiten gewohnt ist, verloren gehen (Gedächtnisschwäche), oder dadurch, daß er unfähig wird, neue Erfahrungen anzusammeln (Merkfähigkeitsstörung), oder endlich dadurch, daß er die Fähigkeit verliert, sie zu Schlüssen und Urteilen, demgemäß zur Richtschnur für das Wollen und Handeln zu verwenden (Urteilsschwäche); ferner muß zum Bestehen einer Geistesschwäche gefordert werden, daß nicht ein Ersatz für die eine verminderte intellektuelle Funktion durch eine andere zustande kommt, die durch ihre Überwertigkeit die gesunde Entfaltung der ersteren hindert und sie in die durch die falsch gewerteten Prämissen geschaffenen Bahnen ablenkt. Nach der Beschreibung des die Paranoia charakterisierenden Krankheitsverlaufes kann für uns kein Zweifel bestehen, daß ein solcher Defekt auf keinem der verschiedenen Gebiete der menschlichen Intelligenz sich findet. Auf den meisten Gebieten tritt uns beim Paranoiker in den frühen Stadien der Erkrankung im Gegenteile eher eine gesteigerte Regsamkeit entgegen, in den späteren dagegen findet eine Überwucherung eines Teiles der psychischen Funktionen durch andere statt. Der Kranke sammelt eine Unzahl von Erfahrungen, die allerdings mit denen Geistesgesunder nicht übereinstimmen, die er zum Teil aus ganz anderen Sinneseindrücken schöpft, als sie dem Geistesgesunden zur Verfügung stehen. Der Paranoiker behält ferner seinen Erfahrungsschatz ungeschmälert, derselbe erleidet nur in seiner Psyche eine Umwertung gegen früher gemäß den krankhaften Vorstellungen; er bildet endlich aus seinen falsch gewerteten Erfahrungen und Vorstellungen durchaus logisch folgerichtige Schlüsse, nur daß dieselben, wie oben ausgeführt, entsprechend den wahnhaften Grundlagen von denen geistesgesunder Individuen abweichen. Keine dieser Tätigkeiten des Intellektes ist somit wirklich erheblich vermindert, manche derselben sicherlich verstärkt; es handelt sich also nicht um einen Ausfall an Denktätigkeit, sondern um eine Änderung ihrer Richtung, eine Ablenkung gemäß den beherrschenden wahnhaften Eindrücken und Vorstellungen. Von einem Defekt ist nicht zu sprechen, folglich auch nicht von einem Schwachsinn im gewöhnlichen, oben definierten Sinne. Die Ersetzung des Ausdruckes Schwachsinn durch „Urteilsschwäche“ gibt der krankhaften Seelentätigkeit des Paranoikers ebenfalls nicht den richtigen Namen. Die Urteile an sich zeigen keine Schwäche; immer wieder konnte in der Krankheitsbeschreibung die Logik des Paranoikers in seinen Urteilen, seinen Entschlüssen, seinen Handlungen betont werden. Formal sind seine Urteile durchaus ähnlich oder gleich denen des geistesgesunden Menschen, nur dadurch, daß die Vorstellungen wahnhaft, die Erfahrungen, mit denen der Paranoiker arbeitet, falsch gewertet sind, kommt es zu einem Abgleiten der Urteilsfähigkeit, die als solche keine sichtbare formale Störung zeigt. Dieselbe Ablehnung gilt dem synonymen Begriffe der „Kritiklosigkeit“. Man hat auch von „Vorstellungsschwäche“ gesprochen, ein Ausdruck, der keinen präzisen Begriff in sich schließt. „Schwach“ ist die wahnhafte Vorstellungstätigkeit des Paranoikers keineswegs; im Gegenteil zeigt sie eine derartige Lebhaftigkeit und Überwertigkeit, daß sie die denen des Geistesgesunden ähnlichen Vorstellungen verdrängt und dadurch eine Korrektur ihrer selbst verhindert.

Unter der Einschränkung des ganzen Interessenkreises im Sinne des herrschenden Wahnsystems, wie sie in den späteren Stadien der paranoischen Erkrankung sich fortschreitend findet, leidet naturgemäß die Sammlung neuer Erfahrungen, die denen des geistesgesunden Individuums gleichen, erheblich.

Eine Lücke dürfte aber dadurch nicht entstehen, da entsprechend der Abnahme der allgemeinen Aufnahmefähigkeit für neue Erfahrungen eine immer stärkere wahnhafte Vorstellungstätigkeit einsetzt. Als Schwachsinn dürfte aber immer nur der unersetzte Ausfall von Verstandesleistungen zu betrachten sein, während bei der Paranoia nur eine Einschränkung der großen Masse der Verstandesleistungen zugunsten einer einzigen, auf dem Gebiete der Vorstellungstätigkeit liegenden Leistung, die überwertig wird, stattfindet. Die Urteilsfähigkeit erleidet auch in den späteren Stadien der Erkrankung nur eine naturgemäß immer mehr ausgesprochene Einschränkung im oben angedeuteten Sinne. Es wäre nun denkbar, daß in den Fällen, die sich im Endstadium durch die beschriebene Einförmigkeit des ganzen psychischen Geschehens herausheben, diese Einschränkung aller psychischen Funktionen außer einer einzigen ihren höchsten Grad erreichte, daß also auch hier kein unersetzter Ausfall der intellektuellen Tätigkeiten, sondern nur eine Verdrängung einzelner Gebiete durch ein einziges, enorm überwertiges statthätte. Auch auf diese Fälle würde damit die Bezeichnung „Schwachsinn“ nicht passen. Daß in einer Anzahl von Paranoiafällen wohl doch eine tatsächliche Abnahme der intellektuellen Funktionen auf einer von dem Krankheitsprozeß der Paranoia verschiedenen Basis eintritt, wird weiter unten besprochen werden.

Es hat sich somit aus der Analysierung der psychischen Tätigkeit des Paranoikers kein Anlaß ergeben, das Vorliegen oder Entstehen eines Schwachsinnszustandes, erwachsen auf der Basis des Krankheitsprozesses an sich anzunehmen. In Übereinstimmung mit Kleist kann auch in einer mangelhaften Produktivität in den späteren Stadien der Paranoia kein Zustand von Demenz gesehen werden, sondern nur eine Abartung der psychischen Leistungen, deren Einengung auf ein bestimmtes Gebiet.

Die Dauer der paranoischen Erkrankung ist, wie schon gelegentlich der Besprechung der Paranoia combinatoria ausgeführt wurde, eine unbegrenzte. Fälle, deren Ablauf 20, 30, ja 40 Jahre beobachtet wurde, sind nicht selten. Das Leiden an sich verkürzt die Lebensdauer nicht, ebensowenig führt es an sich zum Tode. Wie schon der Beschreibung des Krankheitsverlaufes zu entnehmen ist, ist die Paranoia im Sinne der angegebenen Begriffsbestimmung als eine unheilbare Erkrankung zu betrachten. Schon Schüle nannte die Paranoia ein unheilbares, höchstens remittierendes Leiden, v. Krafft-Ebing und Koch betonten die Seltenheit von Heilungen, die Kirchhoff nur für scheinbare hielt. Auch Werner, Scholz, Snell bezeichneten den Ausgang der (chronischen) Paranoia in Heilung als zum mindesten sehr selten, betonen aber zum Teil die Häufigkeit von Besserungen und kurzen Remissionen. Zwar sind in der Literatur Fälle von chronischer Verrücktheit mit dem Ausgange in Genesung beschrieben worden, doch handelt es sich wohl in allen Fällen, wie z. B. in denen Kreusers nicht um einwandfreie Fälle von Paranoia im oben umgrenzten Sinne, sondern meist um langgestreckte Degenerationspsychosen, manisch-depressive Wahnbildungen usw. Auch die Fälle von Bartels und Freyberg sind nicht einwandfrei. Man kann deshalb mit Hübner feststellen, daß die Heilung eines klassischen Falles von Paranoia noch nicht beobachtet wurde und muß eine Unheilbarkeit der Erkrankung annehmen, wie es auch Kraepelin tut. Während aber der Ablauf der Paranoia im wesentlichen ein progressiv dem Ende zueilender ist, kommen nicht allzu selten zeitweise Stillstände der Erkrankung oder gar Remissionen der Krankheitsintensität vor. Es ist allerdings schwer, einen derartigen wirklichen Nachlaß der Krankheitserscheinungen, vor allem in den Fällen kombinatorischer Paranoia von den Dissimulationsversuchen zu scheiden, die diese Kranken zur Erreichung irgendeines Zweckes, der Aufhebung der Entmündigung, der Wiedererlangung der Freiheit oder dergleichen unternehmen, die sie besonders in den ersten Stadien des Leidens mit äußerster Gewandtheit durchführen. Die Fälle kombinatorischer Verrücktheit pflegen wohl aus diesem Grunde derartige Remissionen viel häufiger zu zeigen als die halluzinatorischen Formen, bei denen Remissionen sehr selten sind. Stets pflegen diese Besserungen nur von kurzer Dauer zu sein, die meist irgendein psychogenes Moment beschränkt. Auf die Frage der milden und abortiv verlaufenden Wahnformen von paranoischem Gepräge ist zusammen mit der Frage nach einer akuten Paranoia unten näher einzugehen.

Die Todesursachen der Paranoiker sind, wie schon gesagt, nicht in dem Leiden selbst zu suchen, sondern in zufälligen Komplikationen, wie sie auch das psychisch gesunde Individuum in dem Alter, in dem der größte Teil derartiger Kranker stirbt, treffen, soweit nicht der allgemeine senile Marasmus das Ende herbeiführt. Schon während des Lebens weist nach eigenen Erfahrungen, denen die Kleists und Bergers im wesentlichen entsprechen, ein großer Prozentsatz der paranoisch Erkrankten in den späteren Stadien des Leidens die Erscheinungen komplizierender chronischer körperlicher Krankheiten auf. So werden Herzerkrankungen, sowohl solche des Herzmuskels wie Herzklappenfehler nicht selten bei Paranoikern gefunden, ebenso chronische Nierenentzündungen; auch die Zuckerkrankheit kann eine Komplikation bilden. Vor allem aber läßt sich in den meisten Fällen bereits während des Lebens eine Arteriosklerose, die häufig recht erhebliche Grade erreicht, nachweisen, die zweifellos in manchen Fällen wieder für die Herzerscheinungen, die Nierenerkrankungen verantwortlich zu machen ist, ebenso wie sie die Grundlage für mannigfache Erkrankungen der Sinnesorgane, vor allem in den Fällen halluzinatorischer Paranoia abgibt; die otosklerotischen Prozesse, die keine Seltenheit bei Paranoikern sind, die Kataraktbildungen hängen jedenfalls meist mit den arteriosklerotischen Veränderungen und ihren Folgeerscheinungen in anderen Organen zusammen. Daß die überaus häufigen Residuen von Hirnblutungen bzw. thrombosen fast ausschließlich auf arteriosklerotischer Basis beruhen, ist selbstverständlich.

Dieser Häufigkeit der Vereinigung des paranoischen Symptomenkomplexes mit stärkerer Arteriosklerose sind wahrscheinlich diejenigen Endformen der Paranoia schuld zu geben, bei denen sich eine so erhebliche Einschränkung des psychischen Geschehens nachweisen läßt, daß ihre Erklärung nur aus der Überwertigkeit der Vorstellungstätigkeit und der damit verbundenen Absperrung der anderen intellektuellen Vorgänge eine gezwungene erscheint. Ein Teil der in diesen Fällen nachweisbaren Symptome, so eine gewisse mehr minder große Sprunghaftigkeit und Zusammenhangslosigkeit der zum Teil wirklichkeitsfremden Wahnideen in diesen spätesten Stadien der Erkrankung, ein Teil der mangelnden Produktivität, gelegentlich nachweisbare leichte Störungen der Merkfähigkeit, die Verbindung von Denkerschwerung gemäß bestimmten Denkaufgaben mit ideenflüchtiger Mehrleistung, auf die Kleist besonders hinweist, dürften der die psychische Erkrankung komplizierenden Sklerose der Hirnarterien zur Last zu legen sein. In diesen Fällen ist es berechtigt, von dem Bestehen eines Schwachsinnszustandes zu sprechen, der aber, worauf bereits oben hingewiesen wurde, nicht durch den paranoischen Krankheitsprozeß an sich, sondern als dessen Komplikation durch die Arteriosklerose verursacht wird. Daß in ähnlicher Weise die Erscheinungen der senilen Demenz komplizierend das Bild der Paranoia in den Endstadien stören kann, ist bei dem Alter, in dem sich die Kranken häufig befinden, ebenfalls erklärlich, doch scheint diese Komplikation in ausgesprochenem Grade äußerst selten zu sein.

Von selteneren Komplikationen sei noch eine erwähnt, weil sie immerhin einiges Interesse bietet und wiederholt beschrieben worden ist, nämlich die mit Tabes dorsalis und progressiver Paralyse. Dem großen Teile derartiger Verbindungen beider Krankheiten gegenüber ist größte Skepsis am Platze, so in dem Falle Richters, dessen Wahnideen phantastisch und unbestimmt waren, dessen System recht verwaschene Grenzen zeigte, wo zu den Wahnideen bald die ersten körperlichen Erscheinungen der Paralyse traten und etwa elf Jahre nach Beginn der wahnbildenden Psychose unter apoplektiformen Anfällen der Exitus erfolgte. Auch ein ähnlicher Fall Hougbergs, bei dem die Dementia paralytica nach neunjährigem Bestehen einer mit Wahnbildung und Sinnestäuschungen einhergehenden Erkrankung, die als Paranoia hallucinatoria angesprochen wurde, diagnostiziert werden mußte, ist nicht einwandfrei. Der Fall Sommers, in dem sich zu einer mehrere Jahre bestehenden wahnbildenden Psychose vom Charakter der Paranoia eine Tabes und in den letzten Lebensmonaten nach mehrjährigem Bestehen dieser Verbindung auch paralytische Erscheinungen hinzugesellten, ist schon eher für ein Nebeneinandervorkommen der genannten Krankheiten zu verwerten. Als beweisend für die Komplikation der Paranoia mit metasyphilitischen Erkrankungen sind vielleicht die nicht ganz seltenen Fälle anzusehen, in denen eine Tabes allein die Wahnpsychose vom Charakter der Paranoia begleitet oder eine paranoische Geistesstörung zu einer Tabes dorsalis sich hinzugesellt, ohne daß bis zum Exitus ein paralytisches Symptom sich zeigt. Ob in diesen Fällen die neuro- bzw. pyschopathische Konstitution den Boden für die spezifische und die paranoische Erkrankung abgibt, sei dahingestellt.

Der Tod erfolgt in den Fällen von Paranoia durch Versagen der meist schon lange Zeit hindurch krankhaft veränderten Organe bzw. durch interkurrente Krankheiten, wie sie auch dem geistesgesunden senilen Individuum gefährlich werden. In einem Teile der Fälle macht die Hirnblutung oder ihre Folge dem Leben des Paranoikers ein Ende, was durch die Häufigkeit arteriosklerotischer Veränderungen bei diesen Kranken sich erklärt.

Der positiven Obduktionsbefunde, soweit sie anatomische Gehirnveränderungen als die mutmaßliche Grundlage des paranoischen Krankheitsprozesses aufweisen, sind nur sehr wenige. Außer in den Fällen Meynerts, der die Paranoia von einer Atrophie des Hirnstammes und des Kleinhirns abhängig machen wollte, und Benedicts, der bestimmte Windungsanomalien des Gehirns mit dem paranoischen Symptomenkomplex in ursächliche Verbindung brachte, sind die Ergebnisse der makroskopischen wie mikroskopischen (z. B. Berger)

Hirnuntersuchung bei dieser Erkrankung, die demgemäß zu den funktionellen Geistesstörungen zu rechnen ist, negativ gewesen. Auch das Hirngewicht in Paranoia verstorbener Individuen bzw. sein Verhältnis zum Schädelrauminhalt hält sich, wie eigene Untersuchungen ergaben, durchaus in den Grenzen der für Geistesgesunde desselben Lebensalters gefundenen Größen. Die Ergebnisse der Untersuchung mittels der Abderhaldenschen Methode waren, soweit solche gemacht und veröffentlicht wurden, sämtlich negativ (z. B. Berger, Mayer). Ein Fall von „akuter Paranoia“, in dem Cramer krankhafte Veränderungen des Gehirnes fand, gehört nicht zur Verrücktheit im oben umgrenzten Sinne. Allgemein wird deshalb die Ansicht ausgesprochen, daß spezielle anatomische Veränderungen des Gehirns bei der Paranoia nicht bestehen. Abgesehen ist dabei von einer Gruppe von Befunden, die fast immer erhoben werden können, den Veränderungen arteriosklerotischer Natur. Starke Sklerose der Hirngefäße, Wandveränderungen bis zu den kleinsten Ästen, Erweichungsherde im Gehirn oder doch die Residuen solcher, frische Hirnblutungen, die den Exitus herbeiführten, sind außerordentlich häufige anatomische Veränderungen, weit häufiger, auch viel stärker und früher vorhanden, als sie bei anderen in psychischen Erkrankungen Verstorbenen oder gar bei Geistesgesunden sich finden. Anschließen sich ihnen die mannigfachsten pathologischen Veränderungen in den übrigen Körperorganen, die zum Teil ebenfalls arteriosklerotischen Ursprunges sind: Herzmuskelentartung, Klappenfehler, starke periphere Arteriosklerose, Schrumpfniere, Niereninfarkte usw.

Diese Erscheinungen sind so ausgesprochen, daß sie bereits von Seelert zur Erklärung des paranoischen Krankheitsprozesses herangezogen worden sind. Seelert schließt, daß im Hinblick auf die bei fast allen dieser Kranken in Erscheinung tretenden zerebralen Symptome organischer Genese und unter Berücksichtigung der bei vielen dieser Kranken nachgewiesenen abnormen psychischen Konstitution mit Äußerungen auf affektivem Gebiete, sowie unter Berücksichtigung der engen symptomatologischen Beziehungen zwischen dem Krankheitsbilde der Psychose und den abnormen Wesenszügen der endogenen Veranlagung daran zu denken ist, daß die Symptomatologie dieser paranoiden Psychosen des höheren Lebensalters eine endogen bedingte individuelle Reaktionsform auf einen langsam verlaufenden zerebralen Prozeß darstellt, wobei er in erster Linie an die Arteriosklerose denkt.

Es ist bereits an anderer Stelle auf die vielen gemeinsamen Züge hingewiesen worden, die das Denken und Fühlen des Paranoikers mit dem des alternden Menschen hat. Es wurde dort die Parallele gezogen zwischen der starken egozentrischen Einengung des Interessenkreises und den daraus folgenden Veränderungen der gesamten Persönlichkeit, wie sie sich im normalen Senium findet, und dem gleichen Vorgange in der Paranoia. Die Neigung zu Unbelehrbarkeit und Rechthaberei, die mangelnde Fähigkeit zur Korrektur einmal haftender Vorstellungen durch neue Eindrücke, das Mißtrauen, das häufig durch die Abnahme der Funktionen der Sinnesorgane unterstützt wird, das Kleben an den alt erworbenen Vorstellungskomplexen mit der damit zusammenhängenden Überschätzung früherer Erfahrungen und vergangener Zeiten, kurz die langsam fortschreitende allgemeine Erstarrung alles psychischen Geschehens, die die Unfähigkeit, neue Eindrücke aufzunehmen, mit den alten zu verbinden und damit neue Erfahrungen dem Wissensschatze einzuverleiben, mit der Neigung zu dem Gefühl der Zurücksetzung, entsprungen aus einer gewissen Einsicht in die Abnahme der psychischen Funktionen bei leicht gehobenem Selbstgefühl verbindet, gibt dem alternden Individuum zu einer Zeit, wo bereits die psychische Lebendigkeit nachläßt, die Stärke der Affekte abnimmt, das Gefühl des Schwindens der körperlichen Kräfte den Menschen lähmt, Wesenszüge, die in ganz ähnlicher Form dem Paranoiker noch auf der Höhe seiner intellektuellen Fähigkeiten und körperlichen Kräfte, besonders im Vollbesitze der Ansprechbarkeit seiner Affektivität eigen sind. Dem Festklammern an den alteingewurzelten Erfahrungen und Vorstellungen des Seniums entspricht im Bilde der Paranoia die einseitige Verbohrtheit in die wahnhaften Ideen, die Neigung zum Gefühle der Zurücksetzung wird zum Verfolgungswahn, das Mißtrauen des Senilen führt beim Paranoiker zu Beziehungsideen, die Rechthaberei wird zu Selbstüberschätzungsvorstellungen und querulatorischen Tendenzen. Alle Erscheinungen entstehen in beiden Zuständen auf dem Boden einer starken Einschränkung des geistigen Horizontes, die im egozentrischen Sinne vor sich geht.

Es scheint deshalb nicht, wie Kraepelin u. a. annehmen, ein krankhaftes Verharren der Psyche auf der Stufe kindlicher Denkgewohnheiten, eine mangelnde Reifung der geistigen Persönlichkeit, mit anderen Worten eine psychische Mißbildung, die unter dem Einflusse der Lebensreize bestimmte Umwandlungen erfährt, dem paranoischen Krankheitsprozeß zugrunde zu liegen, sondern im Gegenteil ist die Paranoia als eine frühzeitige oder doch übermäßig stark entwickelte Alterserscheinung anzusehen, die der vorzeitige Aufbruch der Lebenskräfte, die mangelhafte Regenerationsfähigkeit des Organismus zustande bringt. Diese vorzeitige Abnutzung wieder ist nicht die Folge gesteigerter Lebensvorgänge, wie sie wohl zum Teil für die pathologisch starke Ausprägung der senilen psychischen wie körperlichen Erscheinungen verantwortlich gemacht werden kann, sondern eine Folge der mangelhaften Anlage des Organes unserer Psyche, wie sie bereits in jungen Jahren in der psychopathischen, speziell paranoischen Konstitution sich kundgibt, die schon unter dem Einfluß normaler psychischer Insulte, die der Kampf ums Dasein mit sich bringt, je nach der Stärke der psychopathischen Veranlagung früher oder später eintreten kann. Eine solche Abnutzung ist bei diesen Individuen aber nicht nur auf dem Gebiete der psychischen Funktionen, deren Sitz man in der Hirnrinde zu vermuten berechtigt ist, zu konstatieren, sondern auf dem Gebiete aller oder der Mehrzahl der Körperorgane deutlich, vor allem auch an den Gefäßen, deren sklerotische Veränderungen wieder aus einer kongenitalen mangelhaften Anlage des ganzen Systems zu erklären ist, so daß die häufige, oft prämature Arteriosklerose und die paranoische Erkrankung als einander parallel verlaufende Äußerungen der gleichen angeborenen Mangelhaftigkeit der Anlage zu betrachten sind, nicht etwa die Arteriosklerose die Grundlage für die Paranoia abgibt, wofür auch die Unterschiede, die das psychische Krankheitsbild, wie es reinen arteriosklerotischen Hirnveränderungen entspricht, von der Paranoia aufweist, sprechen. Daß andererseits die heftigen Gemütsschwankungen, die den Verlauf der Paranoia kennzeichnen, ihrerseits ein ursächliches Moment für die Entstehung der Atherosklerose mit abgeben, ist nach unserer Kenntnis von der Abhängigkeit stärkerer Gefäßdruckschwankungen von psychischen Prozessen wohl möglich, genügt aber allein nicht zu ihrer Erklärung.

Die Paranoia in der hier angenommenen Umgrenzung ist demnach als eine prämature Alterserscheinung zu betrachten, entstanden durch eine mangelhafte Fähigkeit des Organismus, den durch die gewöhnlichen Lebensvorgänge entstandenen Aufbruch an Gehirnsubstanz durch regenerative Prozesse auszugleichen, die ihrerseits wieder auf einer angeborenen fehlerhaften Anlage des Zentralnervensystems (wie sämtlicher Körperorgane), die eine geringere Widerstandskraft im Kampfe ums Dasein mit sich bringt, beruht.

Die Behandlung.

Die ausgebildete Paranoia muß, wie bereits oben gesagt, als ein unheilbares Leiden betrachtet werden. Gemäß der angenommenen Ätiologie und der Art des Krankheitsprozesses kann von einer medikamentösen usw. Behandlung nichts erwartet werden. Neben der symptomatischen Behandlung und der Frage nach der Zweckmäßigkeit der Unterbringung in einer offenen oder geschlossenen Pflegeanstalt ist an dieser Stelle vor allem die Möglichkeit vorbeugender Maßnahmen ins Auge zu fassen.

Die Forderungen einer Hygiene des Nervensystems können sich naturgemäß nur auf Maßregeln erstrecken, die einmal eine psychische Abhärtung, eine langsame Vorbereitung und Gewöhnung an die Einbrüche, die unserer Psyche im Lebenskampfe drohen, erstreben, andererseits eine Schonung der psychischen Leistungsfähigkeit zum Zwecke haben. Für beide Punkte, besonders den ersteren ist die Jugend des Individuums, die Lehrzeit im weitesten Sinne, vor allem bereits die Kindheit, in der es noch im Schutze und unter der Aufsicht des Elternhauses steht, am geeignetsten, in ihr muß es an das Gemeinschaftsleben, das später von ihm gefordert wird, gewöhnt, muß seinem Denken eine Richtung gegeben werden, die ihm die Einfügung in das Getriebe des staatlichen Gemeinwesens ermöglicht, muß es lernen, asoziale bzw. antisoziale Eigenschaften zu unterdrücken und sich den sittlichen Anschauungen seiner Umgebung anzupassen. Die Wege, die dem Erzieher zur Erreichung dieses Endzweckes zur Verfügung stehen, die Möglichkeiten, die Psyche des Kindes und Jugendlichen zu stählen, decken sich mit den Lehren der psychischen Hygiene für die Erziehung psychopathischer bzw. neuropathischer Individuen überhaupt, wie sie von berufenerer Seite aufgestellt wurden. Als für die Unterdrückung und Eindämmung der paranoischen Konstitution an sich wichtig seien aber doch einige Gesichtspunkte im folgenden besonders hervorgehoben.

Der erste Punkt betrifft die Notwendigkeit, schon das Kind von der eigenen Person abzulenken. Die egozentrische Einengung der Interessensphäre fanden wir als vor allem die paranoische Konstitution kennzeichnend, ihre krankhafte Ausbildung besonders die Erscheinungen der Paranoia als solcher vermittelnd. Dieses Hervortreten des eigenen Ich unter teilweiser Verdrängung altruistischer Gedankengänge ist nicht nur bei den hochmütigen, herrischen Naturen, den empfindlichen, leicht verletzten, mißtrauischen, den grüblerischen, frömmelnden, ebenso den verschlossenen, einsamen Menschen grundlegend, sondern es bildet sich auch bei den schüchternen, bescheidenen Individuen heraus, bei denen der Hang zur Träumerei und zum ungezügelten Walten der Phantasie der Beschäftigung mit dem eigenen Ich Vorschub leistet. Gerade diese letzteren Wesenszüge sind zweifellos vielen derartigen Individuen äußerst verderblich; sie müssen in späterer Zeit zu Konflikten mit der Umgebung, zu unangenehmen Lebenslagen führen, sobald die soziale Position dem Individuum nicht eine dauernde Beschäftigung nach seinem Sinne ohne den Zwang, für den eigenen Lebensunterhalt zu sorgen, gestattet. Die Bevorzugung einer egozentrische Gedankengänge fördernden Beschäftigung, von Spielen, die die eigene Person zum Mittelpunkte des Denkens und auch des äußeren Kreises machen, die zum Teil ja als physiologischer Bestandteil der psychischen Leistungen des Kindes anzunehmen ist, muß demnach mit allen Mitteln hintangehalten werden. Dazu gehört nicht zum wenigsten, daß dem Kinde ausreichende Gelegenheit geboten wird, sich durch den Verkehr mit Altersgenossen andere, von den eigenen abweichende Denkrichtungen zugänglich zu machen, daß unter Umständen auch durch Anwendung eines gewissen Zwanges die dauernde Beschäftigung, das dauernde Spiel nur mit sich selbst verhindert wird. Das Kind, das mit Altersgenossen herumtollt, sich auch einmal an weniger passende Elemente anschließt, hat viel mehr Gelegenheit, sich für das Gemeinschaftsleben, das seiner wartet, vorzubereiten, ihm wird die Anpassung an andere, oft unter Hintansetzung der eigenen Wünsche und Strebungen, wesentlich erleichtert, es wird weniger egoistisch denken lernen, ohne daß es darum seine Individualität gänzlich zu verlieren braucht. Vor allem aber werden soviel Eindrücke aus den verschiedenen Gebieten, auch unangenehmer Art auf sein Gemüt einstürmen, daß es zu einem träumerischen Sicheinspinnen in die eigenen Lieblingsgedanken, in die Produkte der eigenen Phantasie nicht kommt, und, wenn ihm auch das Gefühl, das den Menschen zu seinesgleichen treibt, nicht eingeimpft werden kann, so wird es doch die Sperrungen, die es dem ihm innewohnenden dunklen Drange nach Geselligkeit entgegensetzt, überwinden, das Gemeinschaftsleben als ein unvermeidliches Übel betrachten und ertragen lernen. Falsch ist es sicher, vom Kinde, vor allem auch vom Psychopathen alle peinlichen und unangenehmen Eindrücke fernzuhalten, womit immer eine Einseitigkeit des Urteils gezüchtet wird, die wieder einseitige Vorstellungen von Gut und Böse, von der Umwelt hervorruft; durch die nach und nach gesammelten Erfahrungen auch unangenehmerer Art in der Kindheit abgehärtet, werden die Individuen befähigt, die Summe der im späteren Leben sicher eintretenden Konflikte mit der Umgebung zu verarbeiten und nicht dadurch erschreckt und verbittert in paranoische Denkrichtungen flüchten.

Die gleichen Gesichtspunkte haben natürlich in noch verstärktem Maße für die spätere Kindheit, die Lernzeit, Geltung, für die Zeit, in der die ersten Stürme des Lebens das der dauernden Obhut der Eltern entwachsende Individuum treffen, in denen es gezwungen ist, mehr und mehr auf eigenen Füßen zu stehen. Zugleich gibt während dieses Lebensabschnittes die Schule Gelegenheit zu einseitiger Gedankenkonzentration, vor allem in einer Zeit, wo die Gefahr besteht, daß halb- oder mißverstandene Begriffe auf die Denkvorgänge des jugendlichen Psychopathen einen über Gebühr großen Einfluß gewinnen. Die Ablenkung von zu intensiver Beschäftigung mit einem bestimmten Fache, aus dem später das paranoische Lieblingsstudium, die paranoische Sammelwut entsteht, aus dem die paranoischen Größenideen genommen werden, ist dringend erforderlich, wobei ein Einblick auch in ferner liegende Gebiete menschlicher Tätigkeit, Handwerke, Künste und dergleichen ein geeignetes Ablenkungsmittel und damit einen Schutz gegen alle Einseitigkeit, die derartigen Individuen schadet, darstellt.

Zu den wichtigsten Aufgaben der psychischen Hygiene gehört bei diesen paranoischen Konstitutionen ferner die bereits frühzeitige Beeinflussung der Affektivität, entsprechend der hohen Bedeutung, die der Gefühlsbetonung in der Paranoia zuerkannt werden mußte. Ein mildernder Einfluß auf die Affektausbrüche des Kindes in Güte oder auch mit Strenge am rechten Orte, die Erziehung zur Selbstbeherrschung, ohne dabei die affektive Spannung ganz zu unterdrücken, vor allem die Verminderung der affektiven Komponenten, soweit sie mit dem eigenen Ich in Verbindung stehen, ist als das erstrebenswerte Ziel zu betrachten. Auch hierbei hat die Erziehung schon in der frühesten Kindheit zu beginnen, auch hier wird der Verkehr mit Altersgenossen vor allem mildernden Einfluß ausüben, werden auch die das Individuum treffenden unangenehmen Erfahrungen besonders wohltätig einwirken. Anzuschließen ist der Einwirkung auf die Affektivität die Erziehung zur Selbständigkeit, mit der ein erhebliches Maß von affektiver Gleichmäßigkeit notwendig verbunden ist.

Von größter Bedeutung ist für den Psychopathen überhaupt, die paranoischen Konstitutionen im besonderen schon in jungen Jahren die Regelung der Lektüre. Alles, was geeignet ist, einmal Affektstürme im Kinde zu erregen, andererseits die an sich lebhafte Einbildungskraft zu verstärken, zu Träumereien und phantastischen Gedankengängen zu führen, endlich jede einseitige Lektüre ist für derartige Individuen ungeeignet. Die Auswahl, die unsere Jugendschriften bieten, ist eine so reichhaltige, daß es Eltern und Erziehern ein leichtes ist, gerade das für das spezielle kindliche Gemüt Passende herauszufinden. Dieses Passende liegt aber häufig nicht in dem, was das Kind sich wünscht, wonach es strebt; eine einseitige Lektüre, wie sie derartige Kinder erstreben, kann nur berufen sein, der angeborenen einseitigen Denkrichtung Stoff zu neuen Gedankengängen zu geben und damit die Anlage zu verstärken. Das gilt sowohl von den auf Märchenerzählungen, später auf Räuber- und Indianergeschichten erpichten Kindern, wie den einseitig andere Gebiete unserer Literatur verschlingenden Individuen. Hier sollte die Erziehung eingreifen, nicht blind den Wünschen des Kindes folgen, sondern in verständiger Auswahl aus dem reichen Materiale richtunggebend in den Geschmack des Kindes eingreifen, vor allem durch eine größere Mannigfaltigkeit und größeren Wechsel der Art der Lektüre, die die Geschichte und die verschiedenen Gebiete der Naturwissenschaft bereits früh in den Gesichtskreis des Kindes einzuführen hat, der Einseitigkeit der Neigungen und Geschmacksrichtung vorbeugen und so verhindern, daß gewisse Gebiete im Vorstellungsleben, die durch die Anlage bereits zur Überwertigkeit neigen, dauernd neue Nahrung erhalten, damit weiter ausgebildet und mit besonders starken Affekten versehen werden. Daß dem Anschauungsunterricht mit seiner lebhaften Anregung zur Sammlung der verschiedenartigsten Erfahrungen ein hervorragender Platz im Unterrichte derartiger Individuen gebührt, ist leicht erklärlich.

Die Erziehung solcher psychopathischen Kinder hat demnach im wesentlichen eine ausgleichende Wirkung auszuüben, den in der Anlage begründeten Strebungen andere entgegenzusetzen, die jene mildern und unschädlich machen. Die größte Gefahr, der Paranoia zuzutreiben, liegt aber in der Zeit nach der Kindheit, wo die Individuen in die Lage kommen, auf eigenen Füßen stehen, ihren Lebensunterhalt erwerben, den Daseinskampf führen zu müssen. Für diese

Zeit wird man ihnen in vielen Fällen noch einen Halt durch die Wahl eines geeigneten Berufes mitgeben können. Auch hierfür gelten die gleichen Gesichtspunkte, wie sie als für die Erziehung des Kindes maßgebend erörtert wurden. Jeder Beruf, der die Neigung zur Einseitigkeit, zu grüblerischer Beschäftigung, zur Anspannung des gesamten Denkvermögens in einer einzigen Richtung in sich trägt, ist für diese Individuen unangebracht. Dahin gehört jede Tätigkeit, die nicht ausgesprochen praktische Tendenzen verfolgt, in gewissem Grade schon das Studium, mehr noch die gelehrten Berufe, rein wissenschaftliche Beschäftigung, die zudem den Hang zur Einsamkeit mancher paranoischer Psychopathen unterstützt. Berufe, die das Individuum in einem dauernden Verkehr mit der Mitwelt erhalten, dabei keine allzu große Verantwortlichkeit in sich bergen, dürften die geeignetsten sein; vor allem kommen dabei die praktischen Berufe in Frage. Andererseits ist die Anleitung zu einer regelmäßigen beruflichen Beschäftigung mit einem bestimmten Kreise von Pflichten von größtem Nutzen, wichtig auch für den weiblichen Teil derartiger Psychopathen, die, ungeeignet zur Ehe, besonders in den besseren Ständen schon aus Mangel an der Ablenkung, die die Berufsarbeit gewährt, zum grüblerischen Nachdenken über ihre Lage und zum paranoischen Ausspinnen ihrer Verhältnisse kommen. Hierin, im Verein mit der früheren eigenartigen Erziehungsform der weiblichen Jugend, die die Unselbständigkeit direkt großzog, und in dem Falle, daß das Ziel dieser Erziehung, die Ehe, derartigen Individuen versagt blieb, sie unbefriedigt, verbittert durch das Mißgeschick der Ehelosigkeit einem altjungferlichen, zimperlichen Wesen mit Neigung zu Beziehungsideen und wirklichkeitsfremden Träumereien überlieferte, ist auch der Grund für das starke Überwiegen des Ledigenstandes unter den weiblichen Paranoikern zu suchen.

Die Wahl des Berufes regt zur Besprechung der Forderung möglichster psychischer Schonung derartiger Individuen an. Es ist für sie viel besser, wenn ihr Wissen und Können mehr an der Oberfläche bleibt, die Intensität der Beschäftigung mit den einzelnen Disziplinen nicht zu hohe Grade erreicht. Daneben ist jede geistige Überanstrengung ebenso wie jede gemütliche Erschütterung von Nachteil, da gemäß der gegebenen Theorie des Krankheitsprozesses als vorzeitiger Alterserscheinung dem allzu raschen Aufbrauch der psychischen Kräfte nach Möglichkeit vorgebeugt werden muß.

Mit den skizzierten psychischen Vorbeugungsmaßregeln ist sicher nicht in allen Fällen das Entstehen der paranoischen Erkrankung zu verhindern, aber es ist doch anzunehmen, daß mit einer sachgemäßen Erziehung der großen Masse unserer psychopathischen Kinder auch die ausgebildete Paranoia seltener wird; es dürfte häufig doch gelingen, der paranoischen Konstitution soviel von ihrer Eigenart zu nehmen, den Haushalt der psychischen Kräfte derart zu regeln, daß das Individuum sich zum mindesten sein ganzes Leben hindurch auf einer erträglichen Stufe paranoischer Eigenheiten hält, die ihm erlaubt, noch ein brauchbares Glied der menschlichen Gesellschaft abzugeben.

Einer symptomatologischen Behandlung bedürfen im Krankheitsverlaufe der Paranoia im wesentlichen nur die interkurrenten Erregungszustände. Meist wird es gelingen, durch Bettruhe und größere Dosen Brom, die sich außerordentlich zu bewähren pflegen, diese Zustände abzukürzen bzw. ihnen vorzubeugen. Von den Brompräparaten hat das Sedobrol neben der prompten Bromwirkung den Vorzug, daß es dem Kranken beigebracht werden kann, ohne daß durch den Widerstand gegen das Einnehmen einer Medizin, die meistens mit der Begründung der völligen Gesundheit abgelehnt wird, die Erregung noch verstärkt wird, bzw. zu den schon vorhandenen Beeinträchtigungsideen noch solche der Vergiftung kommen, soweit nicht die schon bestehenden Vergiftungsvorstellungen vermehrt werden. In den höhergradigen Erregungszuständen muß man Veronal oder ein ähnliches Mittel geben, daneben strenge Bettruhe, wenn möglich im Einzelzimmer, die namentlich bei halluzinierenden Kranken durch den Mangel äußerer Sinneseindrücke sehr günstig wirkt, anordnen. Auf die Bestrebungen der Psychanalytiker, die Paranoia durch psychische Beeinflussung, durch die Überredungskunst zu heilen, braucht unter Hinweis auf frühere Ausführungen nicht eingegangen zu werden.

Nur in einem Teile der Paranoiafälle ist die Behandlung und Pflege in einer Irrenanstalt notwendig. Ganz allgemein muß gesagt werden, daß die Unterbringung in der geschlossenen Anstalt und die Zurückhaltung in ihr auf den Paranoiker durchaus ungünstig einwirkt. Er erhält durch die Tatsache der Anstaltsinternierung selbst in den allermeisten Fällen den Grund zur Ausbildung neuer Beeinträchtigungsideen, die gemäß der einschneidenden Wirkung, die die Anstaltsaufnahme mit ihren gesetzlichen Folgen, vor allem der großen Beschränkung des Selbstbestimmungsrechtes, die diesen Kranken völlig klar sind, bedeutet, meist lebhafte Erregungszustände hervorrufen bzw. die Erregung, derentwegen die Internierung erfolgen mußte, noch zu verstärken pflegen. Aber auch später wirkt der Anstaltsaufenthalt absolut schädlich auf derartige Individuen ein; es ist unvermeidlich, daß sie mit ihren Verfolgungs-, besonders aber mit ihren Größenideen ihrer Umgebung lästig fallen, bei ihr Anstoß erregen oder ihren Spott herausfordern, daß daraus mannigfache Konflikte resultieren, die geeignet sind, das an sich schon stets sehr labile Gleichgewicht der Kranken zu stören. Daß der notgedrungen enge Verkehr mit einer größeren Anzahl von Menschen ebenfalls schädlich auf den Paranoiker einwirkt, ist verständlich. Die Beruhigung, die der nivellierende Einfluß des gleichmäßigen Getriebes einer Pflegeanstalt auf die Kranken ausüben kann, vermag den Grund zu dauernder Erregung, der in der wider den Willen des Individuums erfolgenden Zurückhaltung in ihr, die wahnhaft ausgebeutet wird, liegt, nicht aufzuwiegen. Derartige Kranke stellen deshalb meist die schwierigsten Elemente unserer Anstalten dar mit ihrem dauernden Querulieren, ihrer Neigung zum Hetzen, ihren raffinierten Ausbruchsversuchen.

Die Anstaltsaufnahme wird je nach der Art des Wahnes früher oder später in Frage gezogen werden müssen. Je nach dem Hervortreten, der Lebhaftigkeit und der Affektstärke der Beeinträchtigungsvorstellungen wird das Individuum kürzere oder längere Zeit sich in der Freiheit zu halten vermögen. Auch die Wahnrichtung und -form ist oft ausschlaggebend. Der eifersuchtswahnsinnige Ehegatte wird für seine Familie viel eher unerträglich werden als die alleinstehende Paranoikerin mit allgemeinen Verfolgungsideen für ihre Umgebung; der Größenwahnsinnige wird im allgemeinen viel länger in der Freiheit zu ertragen sein als der angriffsfreudige Verfolgungswahnsinnige, der persécuté persécuteur Magnans. Der Querulant endlich wird mit seiner oft gegen die Staatsgesetze und die staatliche Ordnung verstoßenden Handlungsweise weit eher der polizeilichen Einweisung in die geschlossene Anstalt anheimfallen als der harmlose Verfolgungs- oder Größenwahnsinnige ohne querulierende Tendenzen. Es ist deshalb in hohem Grade von der Art und Richtung des Wahnes abhängig, ob sich das paranoische Individuum dauernd in der Freiheit zu halten vermag, ob erst nach jahrelangem Fortschreiten der Erkrankung die Einweisung in die Anstalt notwendig wird, ob endlich dieselbe bereits nach kurzem Bestehen des Wahnes erfolgen muß. Ein weiteres Moment, das die Frage nach der Notwendigkeit der Anstaltsinternierung oft entscheidet, ist die soziale Lage des Kranken. Individuen, die gezwungen sind, sich trotz ihrer paranoischen Erkrankung ihren Lebensunterhalt selbst zu verdienen, werden mit der Unfähigkeit dazu, die ihrerseits wieder eine Summe von Wahnideen zu bedingen vermag, der Armenpflege und damit der Irrenanstalt verfallen, während andererseits Individuen mit derselben Wahnform in entsprechender Vermögenslage, soweit durch einsichtige Verwandte oder Pfleger die nötige Aufsicht und Sorge für sie ausgeübt wird, bis an ihr Lebensende in der Freiheit bzw. im offenen Sanatorium gehalten werden können. Endlich wird die Notwendigkeit des Anstaltsaufenthaltes in etwa abhängig sein von dem Verlaufe der Erkrankung, besonders von dem Auftreten oder Ausbleiben stärkerer Erregungszustände oder doch der Häufigkeit derselben. Die größere Lebhaftigkeit, mit der die Wahnvorstellungen sich in diesen interkurrenten Zuständen in den Vordergrund drängen, vor allem die Neigung zu Affekthandlungen in ihnen, die bis zur Gewalttat gehen können, geben in den meisten Fällen den letzten Anstoß zur Einweisung in die Pflegeanstalt. Der letztere Umstand ist wohl auch der Grund dafür, daß die Kranken mit rein kombinatorischem Wahnsystem sich durchschnittlich länger in der Freiheit zu halten vermögen als diejenigen mit Halluzinationen oder auch die Querulanten, weil in den beiden letzteren Gruppen, wie bei der Besprechung der Krankheitserscheinungen ausführlicher geschildert wurde, weit eher Erregungszustände das eintönige Krankheitsbild zu unterbrechen pflegen, überhaupt die Affektivität eine viel lebhaftere ist als bei den kombinatorischen Paranoikern. Diese Tatsache, besonders daß halluzinierende Paranoiker weit früher der Irrenanstalt zugeführt werden müssen als solche mit rein kombinatorischer Wahnbildung dürfte auch den Unterschied erklären, den die nachfolgende eigene Zusammenstellung über die Dauer der Erkrankung bis zur Notwendigkeit der erstmaligen Anstaltsaufnahme gegenüber der Kraepelins zeigt:

Kraepelin:	Dauer	3	4	5	6	7	8	9	10	12	14	17	21	26	41	44	Jahre
	Fälle	6	1	1	1	1	1	2	3	1	1	1	1	1	1		

Eigene Beobachtungen:	Dauer	1	2	3	4	5	6	8	9	10	12	18	21	28	34	Jahre
	Fälle	6	7	5	2	2	3	4	1	5	1	1	1	1	1	

Wenn Kraepelin fand, daß die Hälfte der Kranken mehr als 9 Jahre trotz ihrer Paranoia ungestört in der Freiheit leben konnte, so ergibt die eigene Beobachtungsreihe, daß doch ein recht erheblicher Teil (fast die Hälfte) in den ersten 3 Jahren nach dem feststellbaren Ausbruch der Erkrankung der Pflege der geschlossenen Anstalt bedurfte. Daß Daten über den eigentlichen Krankheitsausbruch oft schwer sicherzustellen sind, ist bereits oben wiederholt betont worden. Immerhin ergibt sich aus beiden Zusammenstellungen, daß eine recht erhebliche Anzahl von Paranoikern der Anstaltspflege erst nach langjähriger

Erkrankung bedarf, wobei noch hervorzuheben ist, daß oft nicht die Unerträglichkeit des Wahnes bzw. der ihm entspringenden Handlungsweise für die Umgebung den letzten Grund zur Einweisung in die Anstalt abgibt, sondern die sozialen Momente, die Unfähigkeit zum selbständigen Broterwerb, der Mangel an Obhut in der Familie usw. sie erzwingen.

Ein Teil der Paranoiker ist in beiden Beziehungen so gut gestellt, daß er sich bis an sein Lebensende in der Freiheit zu halten vermag. Es gehört dazu einmal eine günstige soziale Lage, andererseits ist es außer von der Wahnform oft auch von äußeren Umständen, dem Verständnisse, das die Behörden, die Richter dem Querulanten entgegenbringen, der Nachsicht, die die Polizeiorgane üben, dem guten Willen mitleidsvoller Anwohner, vor allem dem Verständnisse und der Sorgfalt der Angehörigen abhängig, daß ortsbekannte Verrückte vor dem Irrenhause bewahrt werden. Diese Möglichkeit, derartige Kranke in sehr vielen Fällen in Freiheit zu halten, sie oft auch in nutzbringender Tätigkeit zu erhalten, allem Anscheine nach bei gleichmäßigerer Affektivität als es in der geschlossenen Anstalt möglich ist, die vielen Reibungsflächen, die die letztere bietet, zu vermeiden, gibt uns immer wieder für die Behandlung den Hinweis, derartigen Kranken die Internierung nach Möglichkeit zu ersparen, bzw. wenn sie aus irgendeinem Grunde unvermeidlich war, bei einigermaßen günstigen Bedingungen zu versuchen, sie der Freiheit zurückzugeben und in ihr zu erhalten. In vielen Fällen braucht der Anstaltsaufenthalt nur als eine Zeit der Erziehung angesehen zu werden, in der der Paranoiker, gewarnt und gewitzigt durch die ihm äußerst peinliche Erfahrung, lernt, die Herrschaft über seine wahnhaften Gedankengänge, die ihm verloren gegangen war oder verloren zu gehen drohte, wiederzugewinnen und sich unter mißlicheren und unangenehmeren Verhältnissen, als die Freiheit sie ihm bot, zu erhalten. Daß der Paranoiker den Anstaltsaufenthalt häufig auch selbst so auffaßt, beweisen die vielfachen Dissimulationsversuche, die er zur Wiedergewinnung seiner Freiheit in außerordentlich geschickter Weise durchzuführen versteht. Die Wahnideen wird man auch durch einen längeren Aufenthalt in der Anstalt keinem Paranoiker nehmen oder auch nur vermindern und mildern können, nur die Beherrschung seiner krankhaften Vorstellungen kann man ihm dadurch in vielen Fällen erleichtern.

Aus diesem Grunde ist es auch die Regel, daß halluzinierende und querulierende Paranoiker weit häufiger, weit eher und meist dauernd der Irrenanstaltspflege anheimfallen. Bei ihnen ist durch die im Vergleiche mit der kombinatorischen Form der Erkrankung viel größere Lebhaftigkeit der Affektivität, die bei den einen durch die Trugwahrnehmungen, bei den anderen durch die spezielle querulierende Tendenz unterhalten wird, eine derartige Herrschaft des Individuums über seinen Wahn viel seltener und später zu erwarten. Man wird ihnen deshalb die Internierung in einer Anstalt weit seltener ersparen können, wird auch viel seltener zu einer versuchsweisen Entlassung aus derselben und Zurücknahme in die Freiheit raten dürfen als bei den Fällen rein kombinatorischer Wahnentwicklung. Trotzdem ist auch hier als Leitsatz für den Irrenarzt hinzustellen, daß die Einweisung in die geschlossene Anstalt und der Aufenthalt in ihr auf den Paranoiker in jüngerem Stadium stets ungünstig einwirkt, daß man alles versuchen soll, ihm die Einlieferung zu ersparen oder ihn doch nach mehr minder langem Aufenthalt in der Anstalt der Freiheit zurückzugeben.

Gerichtliches.

Konflikte mit dem Strafgesetz sind bei Paranoikern auch abgesehen von der querulatorischen Form nicht selten. Einmal geben die wahnhaften Verfolgungen gelegentlich Anlaß zu Beleidigungen, Verleumdungen der Gegner, tätlichen Angriffen und Gewalttaten gegen sie, andererseits erwachsen auf der Grundlage der Größenideen die mannigfachsten Delikte, Widerstand gegen die Staatsgewalt, Majestätsbeleidigung, Religionsfrevel bis herab zur Hochstapelei und zum Betruge. Die Frage der Anwendbarkeit des § 51 RStGB. liegt sehr einfach in den Fällen, in denen das Delikt eine Äußerung des Wahnes selbst ist, im Wahne seine Begründung hat: der Paranoiker ist in diesem Falle als geisteskrank im Sinne des Gesetzes zu erachten. Schwierigkeiten können unter Umständen bei Straftaten entstehen, bei denen eine direkte Verbindung mit dem Wahne nicht konstruierbar erscheint, gemäß des logischen, dem des Geistesgesunden gleichen oder ähnlichen Urteils, das der Paranoiker in seinem Wahne ferner liegenden Dingen in den früheren Krankheitsstadien aufzuweisen pflegt. Der einwandfreie Nachweis, daß eine Paranoia in oben definierter Umgrenzung vorliegt, dürfte auch dann genügen, die Anwendung des § 51 dem Gerichte zu empfehlen, da die paranoische Veränderung der Vorstellungen eine Summe von krankhaften psychischen Eindrücken dem Individuum zuführt, andererseits eine Summe von normalen Erfahrungen verhindert, so daß ein wirkliches genaues Abschätzen des verbliebenen, in die Gesundheitsbreite fallenden Geistesrestes nicht mit Sicherheit möglich ist. Der Paranoiker im oben umgrenzten Sinne ist deshalb für in die Zeit der offenbaren Krankheit fallende Straftaten stets als geisteskrank im Sinne des § 51 RStGB. zu betrachten.

Schwieriger liegt die Frage nach der Anwendbarkeit des Paragraphen in den Fällen, in denen die Frage gestellt ist, ob sein Schutz einem derartigen Kranken nachträglich für Jahre zurückliegende Vergehen zuzubilligen ist, vor allem in den Fällen, in denen wesentliche vermögensrechtliche Folgen diesen Delikten anhängen. Die Schwierigkeit, den Zeitpunkt des sicheren Beginnes der Paranoia, vor allem in den meist eine besonders schleichende Wahngenese zeigenden kombinatorischen Fällen zu bestimmen, ist wiederholt betont worden. Sofern nun in diesen Fällen die strafbare Handlung als ein Ausfluß des später und besonders zur Zeit der psychiatrischen Beobachtung zweifelsfrei bestehenden Wahnsystemes angesehen werden kann, ist die Frage noch verhältnismäßig klar und bei Vorliegen einiger Anhaltspunkte für das Bestehen einer psychischen Alteration zur Zeit der Straftat der Schutz des § 51 zuzubilligen. In den Fällen aber, in denen die frühere Straftat mit dem späteren Wahne gar keine oder keine genügenden Beziehungen hat, ist, sofern nicht aus anderen Gründen das Bestehen einer ausgebildeten Geisteskrankheit zu damaliger Zeit sicher gestellt werden kann, die Nichtanwendbarkeit des Paragraphen auszusprechen, beziehungsweise die Entscheidung darüber offen zu lassen.

Der Beweis des Vorliegens einer Geisteskrankheit ist dem Richter durch die Feststellung des Bestehens eines Systemes untereinander zusammenhängender, unkorrigierbarer Vorstellungen der Beeinträchtigung oder der Größe zu führen; daneben ist deren Maßlosigkeit und die krankhafte Einschränkung des Interessenkreises mit ihren Folgen zu betonen. In den Fällen halluzinierender Paranoia wird der Nachweis von Trugwahrnehmungen den einleuchtendsten Beweis für das Bestehen des Krankheitszustandes abgeben. Recht schwierig kann es sein, dem Richter das Vorliegen einer querulierenden Paranoia in den früheren Stadien zu beweisen. Die Kranken machen auf den psychiatrischen Laien einen derart überzeugenden Eindruck geistiger Gesundheit, sie wissen sich so gewandt zu verteidigen, sprachlicher und schriftlicher Ausdruck zeigen abgesehen von gelegentlichen Übertreibungen, Beleidigungen der Gegner und einer gewissen Eintönigkeit des Inhaltes eine solche Summe intellektueller Fähigkeiten, daß die Krankheit darunter völlig verschwindet, daß der Wahn sich dem Auge verbirgt. Es ist deshalb die Regel, daß der Querulantenwahnsinn meist verhältnismäßig spät erkannt und das Individuum erst spät dem Irrenarzte statt des Richters, der Pflegeanstalt anstatt des Gefängnisses zugeführt wird. Die Scheidung des querulierenden Paranoikers vom Geistesgesunden bzw. Psychopathen mit querulierenden Tendenzen ist vor dem Forum deshalb in den frühen Stadien des Leidens eine recht undankbare Aufgabe. Koeppen meint, daß der Beweis des Querulantenwahnes vor Gericht häufig nur durch die Feststellung zu führen sei, daß die Deduktionen des Kranken der Begründung entbehren und daß unkorrigierbare Irrtümer demnach Wahnideen geworden sind. Mittenzweig legt das größte Gewicht auf die Entstehung des Wahnes und die quantitativen Abweichungen, die die Vorstellungen des Paranoikers von denen des geistesgesunden Individuums aufweisen, namentlich auf die wachsende Ausbreitung des Verfolgungswahnes, durch die das Krankhafte der Beeinträchtigungsvorstellungen gekennzeichnet werde. Neben dieser zweifellos sehr wichtigen Feststellung dürfte es aber wohl am dankbarsten sein, dem Gerichte die Verbohrtheit in die eigenen Anschauungen, die Einseitigkeit des Urteils, die Unmöglichkeit, von den eigenen abweichende Gedankengänge zu bewerten, die Unfähigkeit, ergangene Entscheide und Urteile ihrer Tragweite nach, ohne egozentrische Affekteinschränkung zu verstehen, vor Augen zu stellen, ihm den Nachweis zu führen, daß meist seit Jahren alles Denken und Fühlen nur dem einen Kreise von Rechtsangelegenheiten gilt, der das Individuum mehr und mehr unter seine Herrschaft gebracht hat. Gelingt es daneben, andersartige Beeinträchtigungs- oder Größenideen aufzudecken, so ist das eine wertvolle Bereicherung der zum Beweise der geistigen Störung zur Verfügung stehenden Mittel. Ist das Zustandsbild einer querulatorischen Paranoia im oben umschriebenen Sinne zu erweisen, so sind die Bedingungen des § 51 RStGB. selbstverständlich als gegeben anzuerkennen.

Weit schwieriger als die rechtlichen Verhältnisse, soweit sie die Kriminalität des Paranoikers zum Gegenstande haben, liegen diejenigen, die die Notwendigkeit seiner Entmündigung betreffen, eine Schwierigkeit, die sich aus der wiederholt erwähnten Tatsache ergibt, daß viele Paranoiker lange Jahre hindurch, oft bis an ihr Lebensende auf Gebieten, die außerhalb ihres Wahnkreises liegen, logisch zu urteilen, klar zu disponieren, in durchaus normaler Weise zu handeln vermögen. Andererseits ist verständlich, daß unter der zunehmenden allgemeinen Einschränkung des Interessenkreises, die die Überwertigkeit der paranoischen Vorstellungen bedingt, die Fähigkeit, die eigenen Interessen sachgemäß zu vertreten, oft schwer leiden muß. Im allgemeinen ist zu sagen, daß der Paranoiker in den jüngeren Stadien in den allermeisten Fällen geschäftsfähig im Sinne des

Gesetzes bleibt, besonders der mit vorherrschenden Beeinträchtigungsideen, die ihn wohl oft vorsichtiger machen, seine Entschlußfähigkeit verzögern, aber die letztere nicht völlig lähmen. Primäre Größenvorstellungen pflegen viel eher das Individuum geschäftsunfähig zu machen, da sie sich weit schneller ausbreiten und das Urteil in geschäftlichen, vor allem in pekuniären Dingen naturgemäß weit mehr trüben. Abhängig ist die Entscheidung über Geschäftsfähigkeit oder -unfähigkeit in erheblichem Grade von der speziellen Form des Wahnes; nur deren genaue Analyse im Einzelfalle läßt eine Beurteilung des Einflusses zu, den die krankhaften Vorstellungen mit ihren in Liebe und Haß abirrenden Strebungen auf die gesamte intellektuelle Tätigkeit, die Beurteilung der Lebens- und Rechtslagen ausüben. Den Nachweis, daß die vorliegende Wahnrichtung und -form im einzelnen Falle tatsächlich die Beurteilung der gegebenen Verhältnisse und Geschäfte tiefergehend beeinflussen muß, wird der Richter in jedem Falle vom psychiatrischen Gutachter fordern; allein der Beweis, daß eine unheilbare Geisteskrankheit vorliegt, genügt für die Beurteilung der Geschäftsfähigkeit des Paranoikers noch weniger als für viele andere Geisteskranke. Häufig wird man, besonders in den früheren Krankheitsstadien der Paranoia, mit der Anordnung einer Pflegschaft auskommen, doch scheitert dieser Versuch, dem Kranken die eigentliche Entmündigung zu ersparen, oft an der Unmöglichkeit, das gesetzlich verlangte Einverständnis des Kranken mit dieser Maßnahme, gegen die oft unter Hinweis auf die völlige geistige Gesundheit der heftigste Widerstand von seiten des Individuums geleistet wird, zu erlangen. Von den einzelnen Formen der Paranoia wird man bei den kombinatorischen Fällen weit häufiger von der Entmündigung Abstand nehmen können als bei den mit Halluzinationen einhergehenden, wo der Einfluß der krankhaften Ideen auf die gesamte Persönlichkeit weit eher größeren Umfang erreicht. In den späteren Stadien des Leidens sind Größenwahnsinnige wohl stets als geschäftsunfähig im Sinne des § 6 BGB. zu erachten und auch Kranke mit Beeinträchtigungsideen zum mindesten der Pflegschaft bedürftig. Am schwierigsten gestaltet sich wieder die Beurteilung der querulierenden Paranoiker. Obgleich die Urteilskraft über dem Wahne fernerliegende Dinge bei dieser Form der Paranoia lange Zeit hindurch verhältnismäßig am wenigsten zu leiden pflegt, bedingt die querulierende Tendenz einmal in vielen Fällen eine so weitgehende Einschränkung der Arbeitsfähigkeit, andererseits eine derartig große Gefahr der Verschleuderung vorhandenen Vermögens, daß schon aus diesen Gründen die Entmündigung notwendig ist, ganz abgesehen davon, daß der Schutz der staatlichen Autoritäten dieselbe oft zusammen mit der Einweisung in eine Irrenanstalt als ratsam erscheinen läßt. Auch die Gefahr der Wiederholung der gleichen kriminellen Handlungen, die bei den querulierenden Paranoikern mit großer Wahrscheinlichkeit zu erwarten steht, dürfte in zahlreichen Fällen die Entmündigung der Freisprechung auf Grund des § 51 auf dem Fuße folgen lassen, worauf Hitzig besonders hinweist.

Differentialdiagnose.

„Akute Paranoia“ und milde und abortiv verlaufende Paranoiafälle.

Seitdem Westphal den Begriff der akuten Paranoia in die psychiatrische Systematik einführte, ist der Streit um die Anerkennung derselben als selbständiger Krankheit nicht verstummt. Gemäß der immer weiteren Fassung des Paranoiabegriffes überhaupt galt sie den meisten der älteren Psychiater als eine Wiederholung der chronischen Paranoia in abgekürzter Form. Auch nachdem die akuten Verwirrtheitszustände von ihr abgezweigt waren, blieb die akute Paranoia doch noch, wenn auch an Umfang wesentlich eingeschränkt, bestehen, wobei sie von einem Teile der Autoren, so Schüle, allerdings als die Umwandlung einer ursprünglich affektiven Psychose in eine paranoische betrachtet wurde. Allmählich mehrten sich die Stimmen, die in der akuten Paranoia keine Krankheit an sich, sondern nur Äußerungen anderer psychotischer Prozesse sahen; so rechneten Schultze und vor allem Specht sie zum manisch-depressiven Irresein, andere sahen in ihr gemäß dem Délire d'emblée Magnans den Ausdruck einer degenerativen Anlage, den Ausfluß einer gewissen geistigen und Gemütsschwäche (Jastrowitz). Koeppen, der die Frage eingehend behandelte, nahm ebenfalls das Bestehen einer akuten Paranoia als erwiesen an, fand dieselbe aber am allerhäufigsten als Zustandsbild auf einer pathologisch veränderten konstitutionellen Grundlage, so der Imbezillität, degenerativer Konstitutionen, der Hysterie, Epilepsie, auch der Paralyse und des Senilismus. Er fand weiter, daß das Krankheitsbild dem der chronischen Paranoia täuschend gleichen kann, dann aber plötzlich abbricht. Es fehlt die strenge Systematisierung der Wahnideen, es besteht häufig eine gewisse Ratlosigkeit gegenüber den eigenen krankhaften Vorstellungen. Akute Verwirrtheitszustände sind besonders zu Anfang des Zustandes häufig, nach der Genesung besteht unter Umständen Erinnerungsverlust für einzelne Phasen des Leidens; hervorgerufen wird dasselbe durch psychogene Momente. Zwischen akuter und chronischer Paranoia scheint Koeppen keine anderen Beziehungen anzunehmen, als daß das letztere Leiden häufiger in akuten Schüben verläuft. Die Verbindung beider Krankheiten ist demnach recht lose; die akute Paranoia ist ihm nichts anderes als ein Zustandsbild verschiedener psychischer Erkrankungen — unter Umständen auch der chronischen Paranoia —, in dem sich mit lebhaften allgemeinen psychotischen Erscheinungen Wahnvorstellungen, die für kurze Zeit im wesentlichen festgehalten werden, verbinden.

In neuerer Zeit hat Thomsen das Vorkommen einer akuten Paranoia zu erweisen versucht. An der Hand einer größeren Reihe von Krankengeschichten glaubte er akute systematisierte, nach mehr minder langem Bestehen verblassende und in Heilung ausgehende wahnbildende Psychosen absondern zu können, die nicht bloße Teilerscheinungen oder Zustandsbilder anderer Psychosenformen oder der chronischen Paranoia darstellen, sondern als selbständige, in sich geschlossene Geistesstörungen angesehen werden müssen. Kleist, der die Thomsenschen 24 Fälle einer Kritik unterzog, konnte nur zwei davon als paranoische Zustände gelten lassen, die er als Äußerungen des manisch-depressiven Irreseins auffaßte. Er kommt weiter zu dem Schlusse, daß eine Krankheitsart „akute Paranoia“ durch Thomsen nicht nachgewiesen sei; abgesehen von akut paranoischen Zustandsbildern als Erscheinungsformen verschiedener wohlcharakterisierter Krankheitsarten (Paralyse, senile Gehirnerkrankungen, chronischer Alkoholismus und andere Gehirnvergiftungen, Dementia praecox) könnten akute paranoische Erkrankungen als Äußerungen zweier verschiedener abnormer Konstitutionen beobachtet werden, einmal als Reaktion der reaktiv-labilen Veranlagung auf affektvolle Erlebnisse, andererseits als Äußerung der autochthon-labilen Disposition.

Nach der Beschreibung der Krankheitserscheinungen und des Krankheitsverlaufes der (chronischen) Paranoia, wie sie oben skizziert wurde, stellt die Erkrankung eine Einheit dar, die durch die fortschreitende Verrückung der ganzen Persönlichkeit zur Umwelt, hervorgerufen durch ein im Grunde unwandelbares System von Wahnvorstellungen, ihre Unheilbarkeit und das Ausbleiben einer eigentlichen Verblödung, demgemäß das Erhaltenbleiben logischer Denkmechanismen und lebhafter Affekterregbarkeit, charakterisiert ist. Demnach versteht es sich schon von selbst, daß es unmöglich eine akute, schnell verlaufende und heilbare Form der Erkrankung geben kann, bzw. daß es ausgeschlossen ist, daß zwischen selbständigen akuten wahnbildenden Psychosen und der hier als Paranoia beschriebenen wohlumgrenzten Krankheit nähere Beziehungen, Übergänge und dergleichen bestehen. Der Ausdruck: akute „Paranoia“ ist demgemäß, solange man die letztere durchaus passende Bezeichnung für das ursprüngliche Krankheitsbild, wie es auch hier gefaßt wurde, beibehalten will, abzulehnen, und es ist Kraepelin durchaus beizustimmen, wenn er gegen das Zusammenwerfen akuter Wahnsinnszustände und der Paranoia entschieden Front macht.

Es gibt zweifellos Zustandsbilder geistiger Störungen, die in akuter oder subakuter Weise entstehen, Wahnvorstellungen, die für kürzere oder längere Zeit beibehalten werden, zeigen, bei denen ein gewisser Fortschritt ähnlich dem bei der Paranoia beobachteten, wenn auch meist erheblich schneller und fast immer unter lebhaften Sinnestäuschungen nicht zu verkennen ist, bei denen keine oder doch nur vorübergehende Verwirrtheit und Bewußtseinstrübung besteht, die nach kürzerer oder längerer Zeit langsam verblassen und anscheinend unter allmählicher Korrektur der krankhaften Ideen in Heilung ausgehen. Derartige psychische Krankheitsbilder sind einmal, wie allgemein anerkannt ist, als vorübergehende Erscheinungen chronischer Geisteskrankheiten nicht selten. Fast alle Psychosen können einmal für kurze Zeit unter ihrer Form verlaufen. Die Dementia praecox zeigt sie, die Intoxikationspsychosen, vor allem der Alkoholismus verlaufen gelegentlich unter ihrer Maske, die senilen Psychosen, selbst die Paralyse können einige Zeit hinter einer derartigen wahnbildenden Psychose ihr wahres Gesicht verbergen. Besonders hervorzuheben ist natürlich, daß die Paranoia, wie bereits oben auseinandergesetzt, akut oder subakut beginnen und in der für die „akute“ Paranoia angegebenen Weise längere Zeit verlaufen kann. Einzelne Beobachtungen machen es sogar wahrscheinlich, daß gerade dem akuten Beginne eine teilweise, vielleicht auch gelegentlich eine völlige Remission folgen kann, daß jedenfalls das Abflauen der akuten Erscheinungen und die Erholung davon dem Individuum den eigentlichen Wahn weniger ins Bewußtsein drängen. Weiter beobachtet man derartige akute wahnbildende Psychosen mit raschem Ablauf und Ausgang in Heilung in einzelnen Fällen im Beginne oder Verlaufe von Verwirrtheitszuständen, die unter den Begriff der Amentia (Meynert) fallen, in denen die Verwirrtheit nur auf der Höhe der Krankheitserscheinungen in mehr minder hohem Grade auftritt. Derartige Zustände erwachsen außer auf der Grundlage der Erschöpfung besonders auf dem Boden der bereits erwähnten Gehirnintoxikationen. Endlich kommen ganz ähnliche Zustände in seltenen Fällen sicher auch alleinstehend vor, so daß man sie zuerst als selbständige Krankheiten anzusprechen gezwungen ist. Die längere Beobachtung derartiger Fälle ergibt jedoch, daß, sofern es sich nicht um den akuten Ausbruch chronischer Psychosen (Paranoia, Dementia praecox) handelt, diese Krankheitszustände zu einem Teile zu periodischer Wiederholung neigen, oft so, daß die einzelnen Anfälle einander fast völlig gleichen; da in diesen Fällen affektive Komponenten sich in den Vordergrund des Krankheitsbildes drängen, rein affektive Zustände manischer oder melancholischer Färbung gelegentlich mit ihnen abwechseln, so sind sie dem manisch-depressiven Irresein zuzuweisen. Zu einem anderen Teile gehören diese Fälle in die Gruppe der degenerativen wahnbildenden Psychosen. Auf die Differentialdiagnose aller dieser Zustände, besonders, soweit es sich um langgestreckte Verlaufsformen handelt, und der Paranoia im hier umgrenzten Sinne wird weiter unten näher einzugehen sein. Wenn auch manche der erwähnten psychotischen Zustandsbilder zu der Paranoia Beziehungen aufweisen, vor allem die Wahnbildungen auf dem Boden der Degeneration, so sind doch die Chronizität des Prozesses, wie die Paranoia sie bedingt, zusammen mit der Unverrückbarkeit des Wahnsystemes, dem Fortschreiten des Prozesses und der Forderung der Unheilbarkeit der Krankheit bei unberührter Intelligenz, vor allem aber die verbohrte Reaktion auf die krankhaften Ideen Symptome, die sie scharf von den akut und subakut verlaufenden Wahnsinnszuständen scheiden, während die Art des Wahnes an sich kein differentialdiagnostisches Kriterium abgibt.

Eng zusammen mit der Frage nach akuten Formen der Paranoia hängt die nach der Zugehörigkeit der milde und abortiv verlaufenden wahnbildenden Psychosen zu ihr. Friedmann sah in ihnen ein Aufflackern des Prozesses aus relativ kleinen Anlässen bei subsistierender Veranlagung, etwa so, wie das bei der Hysterie und bei den hereditär Degenerierten schon länger bekannt sei. Gaupp beschreibt eine abortive Paranoia auf der Grundlage eigenartiger depressiv-paranoischer Konstitutionen, bei der langsam schleichend der Wahn krankhafter Eigenbeziehung entsteht. Zeitlich in engem Anschluß an affektvolle Erlebnisse und bei einem gewissen psychischen Krankheitsgefühl entwickeln sich Vorstellungen der Verfolgung, die sich gegen ganz bestimmte Personen oder Berufe richten, die später immer präziser werden und deren Realität durch gelegentliche Sinnestäuschungen verstärkt wird. Der Verlauf ist ein langjähriger, remittierend-exazerbierender. Meist besteht ängstliche Verzagtheit, nur vorübergehend Empörung über die Verfolgungen und Neigung zur Abwehr derselben; Größenideen fehlen stets, die Entwicklung eines Schwachsinns bleibt aus. Es fehlt den abortiven Fällen besonders die kontinuierliche Progression des Wahnbildungsprozesses, die mit Notwendigkeit zum starren Wahnsystem führt. Eine Generalisation des Beziehungswahnes tritt nicht ein. Stransky kennt milde, abortive Formen paranoischer Geistesstörung, die aus der Latenz des disponierten Charakters herauswachsen, dazu neigen, sich nicht nur einmal im Leben zu zeigen und dadurch das Aussehen einer rezidivierenden Psychose erhalten. Der Verlauf ist ein remittierend-exazerbierender; temporäre Heilbarkeit dieser Psychose von paranoischem Zuschnitt ist möglich. Er betrachtet sie aber nicht als der eigentlichen Paranoia zugehörig, sondern hält sie von den paranoiden Episoden auf degenerativer Grundlage nicht für abtrennbar. Mit der Frage der periodischen

Paranoia hat Boege sich besonders beschäftigt. Unter 26 bis 1908 in der Literatur niedergelegten derartigen Beobachtungen sind seiner Ansicht nach nur 4 bisher nicht zu bestreiten, während die übrigen zwanglos anderen bekannten klinischen Krankheitsbildern (Degenerationen, Alkoholismus, manisch-depressivem Irresein usw.) eingefügt werden könnten. Obgleich er bestreitet, daß eine Krankheit nur einen chronischen oder nur einen akuten Verlauf nehmen müsse, nimmt er vermutungsweise doch an, daß es eine periodische oder akute Paranoia nicht gebe, ohne daß er der apodiktischen Gewißheit, mit der Kraepelin das ausspricht, beizustimmen vermag.

Es ist bereits bei der Schilderung der paranoischen Konstitution und des Herauswachsens der Paranoia aus ihr betont worden, daß einmal die paranoische Veranlagung eine recht hohe Stufe der Ausbildung von Eigenbeziehungen und egozentrischer Einengung der Interessensphäre zeigen kann, bis mit der ersten offenbaren Wahnidee die Paranoia beginnt. Es wurde dort der für das Gemeinschaftswesen unbrauchbaren Individuen gedacht, die, ohne mit der Umwelt in Verkehr zu treten, in ihrer Tätigkeit versimpeln, zu Sonderlingen werden, und, stets beschäftigt mit ihren Lieblingsideen, die sich in irgendeiner bestimmten Richtung unverrückbar zu konzentrieren pflegen, einseitig und schief in ihren Ansichten und Urteilen, eigenartig in ihren Gefühlen, deshalb absonderlich in ihren Handlungen werden und sich so ein Leben lang an der Grenze zwischen psychischer Eigenart und geistiger Erkrankung befinden. Es ist natürlich reine Formsache, ob man derartige Grenzzustände noch als psychopathische paranoische Konstitutionen in ihrer höchsten Ausbildung oder schon als milde verlaufende Paranoiafälle ansprechen will. Gemäß der hier vertretenen Ansicht, daß die Paranoia nicht als kontinuierliche Weiterbildung der ihr zugrunde liegenden Veranlagung, sondern als ein auf dieser erwachsener Krankheitszustand angesehen werden muß, der mit der ersten wirklichen Wahnvorstellung etwas Neues in das psychische Geschehen bringt, was von da an unverrückbar festgehalten, weiterentwickelt wird und überragende Bedeutung für die Gesamtpersönlichkeit erlangt, muß die erstere Ansicht, daß diese Grenzzustände noch der paranoischen Konstitution zuzuzählen sind, als die richtigere Auffassung betrachtet werden.

Eine derartige Deutung ist aber schon schwieriger bei der Gruppe von Fällen, wie sie Gaupp besonders hervorhebt, die Stransky mit Recht als Formen der

Psychosen bei Degenerierten

angesprochen hat. Gemäß dem Umstande, daß wir als Grundlage der Paranoia stets eine degenerative Konstitution fanden, gemäß der psychogenen Auslösung der Erkrankung als solcher ist es natürlich, daß bei dem Irresein der Degenerierten, wie äußere Momente sie als interkurrente, mehr minder lange andauernde Episoden das Leben derartiger Individuen ein oder mehrere Male unterbrechen lassen, viele der Paranoia ähnliche oder gleiche Züge sich finden. Dahin gehört abgesehen von den auslösenden Ursachen die Neigung zu wahnhafter Veränderung der eigenen Verhältnisse und der mit ihnen in Berührung tretenden Umwelt, häufig begleitet von zahlreichen Sinnestäuschungen, die Ausspinnung dieser krankhaften Vorstellungen, die Verknüpfung miteinander bis zu einem gewissen Grade, mit anderen Worten die Bildung eines mehr minder ausgebauten Wahngebäudes; es gehört dahin die Reaktion auf unangenehme Situationen mit Ideen, die das erhoffte und erwünschte Gegenteil verkörpern, die illusionäre Verfälschung der Wirklichkeit im Sinne der Wunschkomplexe.

Die Wahnideen derartiger Degenerierter zeigen jedoch ein Moment, das sie von denen der Paranoia scheidet, eine mehr minder große Unstetigkeit und Veränderlichkeit. Die Paranoia charakterisiert sich diesen Zuständen gegenüber durch das Symptom der Unerschütterlichkeit des Wahnsystems und der Verbohrtheit in dasselbe. Auch Birnbaum sieht den Unterschied zwischen den Wahnvorstellungen der Degenerierten und denen der echten Paranoia in der Unzulänglichkeit und dem wechselnden Realitätswert, der Veränderlichkeit, der Beeinflußbarkeit durch äußere Einwirkungen und der Unbeständigkeit der ersteren. Es fehlt der konsequente Aufbau selbst in den Fällen, in denen die Wahnideen bis zu einem gewissen Grade geordnet werden. Der Beginn der Erkrankung ist häufig ein akuter mit Bewußtseinstrübung, die Erkrankung dauert meist nicht lange und ist weitgehend von den Einflüssen der Umgebung abhängig. Nach dem Abklingen des Syndroms kommt es meistens zur Wiederherstellung des vor der interkurrenten Erkrankung bestehenden Zustandes. Birnbaum hat deshalb diese Wahnsinnszustände, die sich durch geringeren Realitätswert und die Veränderlichkeit der Erscheinungen charakterisieren, die häufig durch Hineindenken in phantastisch selbstgebildete Situationen entstehen, im grundsätzlichen Unterschied zur Paranoia als „wahnhafte Einbildungen" bezeichnet. Ein wichtiges Unterscheidungsmerkmal dieser degenerativen Wahnbildungen von der Paranoia ist daneben sicher einmal die den ersteren fehlende unkorrigierbare Verbohrtheit in die Wahnideen und der Wechsel der Affektbetonung, der sich in diesen degenerativen Wahnsinnsformen im Gegensatze zu der einseitig fixierten Gefühlsbetonung bei der Paranoia nachweisen läßt, der auch seinen Teil zu den Schwankungen in der Intensität der Erkrankung, zu dem Auftauchen zahlreicher mit den vorhergehenden in keiner Beziehung stehender wahnhafter Einfälle abgibt.

Wenn auch die Zugehörigkeit derartiger Fälle zu den Formen des degenerativen Irreseins als sicher anzunehmen ist, so wäre immerhin möglich, daß es fließende Übergänge zwischen diesen Zuständen und der Paranoia gibt. Die Gauppschen Fälle scheinen darauf hinzudeuten, ebenso ein Hübnerscher Fall, in dem eine rasch entstandene, bald wieder verblaßte Wahnbildung auf degenerativer Grundlage anscheinend abheilte, nach $1^1/_2$ Jahren aber eine Verschlechterung des Zustandes eintrat, bis schließlich ein richtiges unerschütterliches chronisches Wahnsystem vorhanden war. Nach früheren Ausführungen muß aber angenommen werden, daß es sich bei der ausgebildeten Paranoia um einen besonderen, nicht der Rückbildung fähigen Krankheitsprozeß handelt, der damit seine Eigenart dokumentiert. Da die Individuen, die von dieser eigenartigen Erkrankung befallen werden, sämtlich Degenerierte sind, so wäre es nicht verwunderlich, wenn ein Individuum in früherem Lebensalter bereits eine akute degenerative Psychose durchmachte, in späteren Jahren aber an der Paranoia erkrankte. In dem Hübnerschen Falle scheint es aber gar nicht zu einer völligen Rückbildung aller Erscheinungen, zu einer völligen Korrektion der wahnhaften Ideen und damit zur Heilung gekommen zu sein, sondern es scheint sich nur um eine weitgehende Remission gehandelt zu haben, wie wir sie gerade bei den anscheinend akut entstehenden echten Paranoiafällen dem stürmischen Beginne nicht allzuselten folgen sehen, so daß das Ganze als eine akut beginnende echte Paranoia angesprochen werden kann. Die Paranoia, wie sie hier umgrenzt wurde, mit ihrem unerschütterlichen, unveränderlichen, stets weiter ausgebauten Wahnsystem, ihrer Intaktheit der affektiven und intellektuellen Geistesfunktionen und ihrer Unheilbarkeit ist eine derart häufige, in fast gleicher Form wiederkehrende Erkrankung, daß an ihrer inneren Einheit auch gegenüber den langgestreckt verlaufenden wahnbildenden Psychosen der Degenerierten festgehalten werden muß. Die Irreparabilität, die wir bei ihr als erwiesen annehmen müssen, unterscheidet sie neben den angeführten Momenten von diesen degenerativen Wahnsinnsformen. Daß andererseits die als „akute Paranoiafälle“ beschriebenen Psychosen zum großen Teile zu dieser Klasse geistiger Störungen gehören, wie schon v. Krafft-Ebing, der sie unter den Psycho-Neurosen beschreibt, und Mendel und Laquer, die sie dem Zwangsirresein zurechneten, meinten, ist ebenfalls sicher. Zu ihnen dürften auch die von Thomsen als „Hypoparanoia“ beschriebenen leichten, abortiven Wahnsinnsfälle gehören, die auf emotiver Basis, im Anschluß an ein eingreifendes seelisches Erlebnis sich akut entwickeln, Fälle, die keine Tendenz zu weiterer Ausbreitung zeigen, entweder stabil bleiben oder (wohl fast immer) verblassen und heilen.

Einer besonderen kurzen Besprechung bedürfen unter den der Paranoia ähnlichen psychotischen Erscheinungen, wie sie auf dem Boden der degenerativen Konstitution sich ausbilden, die als

Pseudoquerulanten

bezeichneten Individuen. Das vorpsychotische Gebahren, die querulierende Tendenz, gleichen den Erscheinungen der querulatorischen Paranoia, ebenso das Forttreiben der Prozesse von Instanz zu Instanz, die Unfähigkeit, die Gründe der Gegner zu verstehen und zu würdigen. Aber andererseits fehlt dem Pseudoquerulanten „das subjektive Band, das alle die einzelnen Ereignisse zu einer zusammenhängenden Kette aneinander schließt“ (Kraepelin). Die einzelnen Geschehnisse, die zum Hervorkehren der querulierenden Tendenz führen, stehen für sich da; sie verblassen, sobald alle Rechtsmittel erschöpft sind, werden vergessen und andere, vielfach mit den ersteren in irgendeinem Zusammenhange stehende Ereignisse treten an ihre Stelle und werden zu neuem Querulieren ausgebeutet. Auch hier fehlt das unerschütterliche Leitmotiv, das sich wie ein rotes Band durch alle Vorstellungen und Handlungen des Paranoikers hindurchzieht, das alle ihm widerfahrenden Geschehnisse miteinander in Beziehung bringt, das einen inneren Zusammenhang zwischen ihnen konstruiert, den er als erwiesene Tatsache annimmt. Es fehlt ferner die Neigung, den Kreis der Widersacher ins Ungemessene fortschreitend zu erweitern, wie sie für die querulatorische Paranoia als pathognomonisch gefunden wurde, es fehlt endlich die rücksichtslose Verbortheit des Paranoikers in die eigenen Ansichten von Recht und Gesetz, der stete Gedanke, daß ihm in jedem Augenblick, in jeder Hinsicht Unrecht geschieht, kurz der spezifische Charakter der wahnhaften Beeinträchtigungsideen, der für den querulierenden Paranoiker kennzeichnend ist.

Da die auslösenden Momente für Degenerationspsychosen das Individuum, das die Disposition sein Leben hindurch mit sich herumträgt, mehrmals treffen kann, so ist es natürlich, daß die Geistesstörung sich wiederholen und gelegentlich den Eindruck einer rezidivierenden Wahnpsychose machen kann. Es ist auch denkbar, daß ein überwertiger Gedankengang, wie er die degenerierte Psyche häufig beherrscht, den einzelnen Attacken dieser Irreseinszustände ein gleiches oder ähnliches Gepräge gibt, so daß der Eindruck einer periodischen Geistesstörung entsteht. Viel häufiger werden derartige periodische Wahnsinnszustände, die zum Teil als periodische Paranoia beschrieben sind, sich als Äußerungen des

manisch-depressiven Irreseins

entlarven lassen. Auf seiner Grundlage kommt es nicht so selten zur Bildung von Wahnvorstellungen, die der Richtung des Affektes entsprechend die einzelnen Anfälle der Erkrankung begleiten, sich oft mit photographischer Treue bei gleicher Phase wiederholen und so den Eindruck eines akuten periodischen Wahnsinnszustandes machen, dessen richtige Deutung jedoch durch das starke Hervortreten der Affektstörung, durch dazwischenliegende oder aber vorangegangene echte manische oder melancholische Episoden ermöglicht wird.

Seit der Erkenntnis, daß affektiven Einflüssen in der Genese der Wahnideen überhaupt, vor allem auch bei der Paranoia, eine wesentliche Bedeutung zukommt, ist auch die Frage der Beziehungen der affektiven Psychosen und der (chronischen) Paranoia erörtert worden. Specht hielt eine prinzipielle Scheidung zwischen Paranoia und chronischer Manie für unmöglich, weil gerade die manisch-depressive Geistesverfassung, die leichte Lockerung des assoziativen Gefüges und die assoziative Plusleistung, wie sie der hypomanischen Veränderung eigen ist, die Ergänzung, deren die pathologische Affektivität zur krankhaften Fixierung des Paranoikerwahnes bedarf, abgibt. Er unterscheidet chronisch-manische Formen, die der exaltativen Spielart der Verrücktheit entsprechen, periodisch-zyklische Formen und die typische Grundform mit einem allmählich anwachsenden Verfolgungswahn. Ennen bestätigte auf Grund eigener Beobachtungen diese Anschauungen. Es sind das Fälle, die zu einem Teile dem manischen und melancholischen Wahnsinn Thalbitzers entsprechen, die vor allem auch Brassert als „sekundäre (postmelancholische und postmanische) Paranoia" beschreibt. Er will damit eine seltene Krankheit bezeichnen, zu der hereditär belastete, wiederholt psychisch erkrankte, gemütlich nicht besonders starke, körperlich reduzierte Personen prädisponiert sind, die gewöhnlich allmählich, ausnahmsweise plötzlich beginnt, bei der nach längerem Bestehen der primären Affektpsychose die sekundäre, durch Wahnvorstellungen gekennzeichnete Erkrankung zum Ausbruche gelangt. Die postmelancholischen Formen, die etwas häufiger als die postmanischen sind, befallen vorzüglich das weibliche Geschlecht, während die letzteren, die öfter akut einsetzen und schneller verlaufen, beide Geschlechter gleich häufig befallen. Heilungen sind sehr selten, Ausgang in Demenz muß nach Brassert fast als Regel angesehen werden.

Auf Grund eigener Beobachtungen konnten wir an anderem Orte Krankheitsfälle beschreiben, die jahrelang unter dem Bilde einer typischen periodischen Manie oder Melancholie verliefen, aus denen sich aber allmählich unter immer stärkerem Hervortreten von Wahnvorstellungen Krankheitsbilder entwickelten, die ohne Kenntnis der Vorgeschichte als Paranoiafälle imponieren konnten, wenn auch einzelne abweichende Erscheinungen sich fanden. Es handelt sich um Fälle, in denen unter langsamer Abnahme der Intensität und Dauer der Affektstörungen in den späteren Anfällen des Leidens systematisierte Größen- und Verfolgungsvorstellungen hervortreten, die Jahre hindurch unerschütterlich und unverändert bestehen bleiben, die Ordnung im Denken, Fühlen und Handeln im wesentlichen intakt lassen, wie es für die Paranoia verlangt wird. Es kam dabei zum Teil sogar zu einer Änderung der krankhaften Affektlage, die in den früheren Wiederholungen des Leidens in einer bestimmten Richtung bestand, später aber einem Mischaffekte Platz machte, der leichte komplementäre Vorstellungen der entgegengesetzten Wahnrichtung ermöglichte. Andererseits kann, worauf Stransky hinweist, eine beginnende oder zunächst unter dem Bilde einer akuten Geistesstörung in die Erscheinung tretende Paranoia das Symptom der gemütlichen Verstimmung stärker hervortreten lassen, so daß die Verwechslung mit dem manisch-depressiven Irresein auch nach dieser Richtung hin möglich ist. Endlich kann das querulatorische Gebahren mancher Maniaci zur vorübergehenden Verwechslung mit querulatorischer Paranoia führen.

Die Differentialdiagnose ist jedoch meist nicht allzu schwer zu stellen. Vor allem ist das weit stärkere Hervortreten der affektiven Verstimmung in jedem Augenblick auf jedem Gebiete der Psyche bei dem manisch-depressiven Irresein als differentialdiagnostisches Kriterium gegenüber der Paranoia, bei der der krankhafte Affekt nur ein eng umschriebenes Gebiet zu betreffen pflegt, zu verwerten. Das gleiche gilt von den viel größeren Affektschwankungen, die das manisch-depressive Irresein aufweist. An anderer Stelle ist bereits ausgeführt, daß bei der Paranoia, obwohl für die Wahngenese eine krankhaft erhöhte Affektivität ausschlaggebend ist, die dauernde primäre Störung der Affektlage, wie sie das manisch-melancholische Irresein charakterisiert, überhaupt vermißt wird. Ob die Art der Affektstörung eine Scheidung beider Krankheiten zuläßt, sei dahingestellt. Meyer hat ihre Verschiedenheit zu erweisen versucht, insofern er fand, daß bei dem manisch-depressiven Irresein Affekte der Lust und Unlust den gesamten Vorstellungsinhalt beherrschen, während bei der Paranoia eine allgemein gesteigerte Affektivität besteht, aus der heraus die gerade in jener Zeit auftauchenden oder schon vorhandenen, aber jetzt irgendwie hervortretenden Vorstellungen, mit einem besonders lebhaften Affekt verbunden, zu überwertigen Ideen ausgestaltet werden. Neben dem Wechsel in der Affektrichtung und den Intensitätsschwankungen der Affektbetonung werden die manisch-melancholischen Wahnbildungen durch die Eigenart der krankhaften Vorstellungen, die von den bei der Paranoia beobachteten mehr minder abweichen, gekennzeichnet. Vor allem die an Melancholie sich anschließenden Wahnpsychosen zeigen wohl ausnahmslos Gedankenreihen, die entweder hypochondrischer Natur sind, oder aber in die Gruppe der Versündigungsideen gehören. Während der Paranoiker stets gegen die vermeintliche Beeinträchtigung und Verfolgung und gegen die Personen, von denen er beides herleitet, mit äußerster Entschiedenheit und Erbitterung sich zur Wehr setzt, die Anfeindungen stets als verbrecherisch und unverdient betrachtet und danach mit äußerster Konsequenz handelt, beugt sich der Melancholiker unter das ihm angetane Leid im Bewußtsein seiner Minderwertigkeit, seiner Unwürdigkeit oder seiner Sündhaftigkeit und hofft nur, durch das demütige Ertragen der ihm auferlegten Strafe geläutert zu werden, woran unter Umständen jene leichten komplementären Größenideen, die man bei derartigen Kranken findet, anknüpfen. Das Fehlen von ausgesprochenem hypochondrischen und Versündigungswahn und der stete lebhafte Drang, sich gegen die als ungerecht empfundenen Verfolgungen zu wehren, charakterisiert den paranoischen Wahn gegenüber dem melancholischen neben dem Hervortreten der depressiven Affektlage im Krankheitsbilde des letzteren. Immerhin kann bei Fehlen einer exakten Vorgeschichte die Differentialdiagnose beider Zustände für den Augenblick schwierig sein.

Besonders schwer kann es sein, allein nach dem Zustandsbilde die Differentialdiagnose zwischen chronischer Manie und querulatorischer Paranoia zu stellen. Die Beziehungen zwischen beiden Zuständen sind in mancher Beziehung sehr nahe, so daß Bumke glaubte, daß das manisch-depressive Irresein und die Paranoia querulatoria nicht scharf voneinander zu trennen seien; beide Krankheiten rechnete er im Verein mit der Hysterie und den Degenerationspsychosen zur Gruppe der endogenen Erkrankungen. Eine Scheidung beider Zustände ist jedoch trotz der bei beiden vorhandenen querulatorischen Tendenzen meistens möglich. Es fehlt dem manischen Pseudoquerulanten das wahnhafte Moment der Beeinträchtigungsideen auf rechtlichem Gebiete. Der Maniacus queruliert aus Prinzip bei jeder sich bietenden Gelegenheit, während der Paranoiker im wesentlichen nur einen bestimmten Kreis vermeintlicher rechtlicher Benachteiligungen und mit ihnen in Verbindung tretender Ereignisse, Personen, Berufe in langsam zunehmender Ausbreitung zum Gegenstande seiner querulatorischen Angriffe macht. Der Maniacus bleibt weit weniger konsequent in der Auswahl seiner Feinde, gegen die er queruliert als der Paranoiker. Man merkt dem letzteren an, daß es ihm mit seinem Kampfe um Recht und Gesetz heiliger Ernst ist, während derselbe für den chronisch Manischen eine augenblickliche Kaprize, eine Spielerei darstellt.

Dementia praecox.

Recht schwierig ist die Unterscheidung der Paranoia von manchen Fällen wahnbildender Psychose, die nach unserer heutigen Auffassung als der Gruppe der Schizophrenien zugehörig betrachtet werden müssen. Von der Dementia praecox her ist die Paranoia auch am meisten eingeschränkt worden, soweit sie sich nicht gefallen lassen mußte, ganz in ihr aufzugehen. So hält es Bleuler für möglich, daß die Paranoia eine ganz chronisch fortschreitende Schizophrenie sei, die so milde verläuft, daß sie gerade noch zur Wahnbildung ausreicht, da der Mechanismus derselben bei beiden Krankheiten der gleiche sei. Schneider sieht in der Paranoia keine Krankheit an sich, sondern nur einen Symptomenkomplex, der teilweise auf psychopathischer Grundlage entsteht, zum Teil aber auch das Produkt einer abgelaufenen oder pausierenden Krankheit, meist der Dementia praecox ist. Klipstein endlich, der zahlreiche Sinnestäuschungen und langdauernde Wahnbildungen, die für die Dementia praecox beweisend sein sollen, bei langjährigen Kranken ohne erhebliche Einbuße der allgemeinen Geistesfähigkeiten und ohne katatonische Erscheinungen gesehen hat, während andere Fälle ohne jene eigentümlichen Willensstörungen rasch in deutliche geistige Schwäche übergingen, schließt, daß die Paranoia stets eine Verlaufsform der Dementia praecox darstelle.

Die Frage der Umgrenzung der Dementia praecox zu besprechen, ist hier nicht der Ort. Es genügt, auf die Hauptpunkte, die unseres Erachtens die Sonderstellung der Paranoia beweisen und sie von der paranoid-dementen Form der Schizophrenie unterscheiden, hinzuweisen. Wohl kommt es bei der Dementia paranoides zur Bildung zahlreicher Wahnideen, wohl ist dabei der Mechanismus der Wahnbildung im Grunde der gleiche als bei der Paranoia, insofern bei beiden Erkrankungen psychogenen Momenten in der Wahngenese eine große Bedeutung zukommt, wohl werden die wahnhaften Vorstellungen zum Teil geordnet und wird so ein im Augenblick mehr minder stabiles Wahngebäude errichtet, doch trennen die eigentlichen schizophrenen Symptome neben der Verschiedenheit des Verlaufes und Ausgangs diese Krankheitszustände von der Paranoia wesentlich. Neben den negativistischen Erscheinungen, den Manieren, kurz den katatonischen Symptomen, die die Fälle von Dementia paranoides meist schon im Beginne der Erkrankung zeigen, geben die Störungen des Willens, die unabhängig von den beherrschenden Vorstellungen und Affekten bestehen, die wertvollsten differentialdiagnostischen Momente ab. Während bei der Paranoia das Handeln der Kranken stets dem Wahne logisch entsprechend die an sich geistesgesunden Motive der Abwehr der Beeinträchtigungen, der Realisation der Größenvorstellungen, des Kampfes um Recht und Gerechtigkeit leicht nachweisen läßt, die zur Erreichung ihrer Zwecke getroffenen Maßnahmen Abbilder der dem Geistesgesunden in ähnlichen wirklichen Lebenslagen zu Gebote stehenden Mittel darstellen, steht das Handeln des Paranoid-dementen mit den nachweisbaren augenblicklichen Wahnvorstellungen meist nur zum kleinen Teile in Zusammenhang. Der größere Teil der Willensstrebungen bleibt absonderlich, dem Geistesgesunden unverständlich; undurchsichtig, wie ein großer Teil der Wahnideen sind auch die Beweggründe für die Handlungen. Es fehlt die Konsequenz der Willensstrebungen. Während die Reaktionen des Paranoikers auf seinen Wahn die Zeichen des ausgereiften Individuums an sich zu tragen pflegen, entsprechen die des Paranoid-dementen häufig denen des Kindes. Man hat den Eindruck, daß die Kranken selbst nicht an ihre wahnhaften Vorstellungen glauben; sie sind nicht mit ganzer Seele dabei, die Affektbetonung ihrer Ideen ist entweder wenig stark oder hat nicht die Richtung, die die Gefühlsbetonung ähnlicher normaler Vorstellungen des Geistesgesunden zeigt, schon früh entsteht meist eine große Gleichgültigkeit gegen die Beeinträchtigungsideen. Weiter verursacht das bei der Dementia paranoides stets vorhandene mehr minder starke Überwiegen des Innenlebens über die äußeren Empfindungen, die autistische Denkweise, schon frühzeitig eine Abnahme der geistigen Regsamkeit auf allen Gebieten, von der die allmählich sich ausbildende Einengung der Interessensphäre bei der Paranoia, die ein bestimmtes Gebiet überwertig werden läßt und nur dadurch auf anderen Gebieten eine Minderleistung verursacht, scharf zu trennen ist. Das Vorkommen wirklichkeitsfremder wahnhafter Vorstellungen, die im Erfahrungsschatze des Individuums keine Begründung haben, das sich bei der Dementia paranoides wohl stets nachweisen läßt, ist endlich ein besonders wichtiges Unterscheidungssymptom. Die Mangelhaftigkeit der Aufnahme neuer Erfahrungen, die die Vorstellungen regulieren, ist beiden Erkrankungen eigen; während aber bei der Paranoia die entstehenden Wahnvorstellungen an die vorhandenen Erfahrungen anknüpfen und durch weitere Erfahrungen kontrolliert, bestätigt und weiter ausgebaut werden, stehen die wahnhaften Einfälle des Paranoid-dementen zum großen Teile in keinerlei Beziehung zu tatsächlichen Unterlagen, sind „kaum noch oder nicht mehr zu enträtseln“ (Kraepelin), was besonders die häufigen grotesken hypochondrischen und Versündigungsideen, ebenso aber auch die überspannten Größenvorstellungen deutlich erkennen lassen. Aber auch die in der ersten Zeit noch geordneten Wahnvorstellungsreihen werden in kurzem zerfahrener, wechselnder und abenteuerlicher und tragen den die Schizophrenie stempelnden Zerfall der psychischen Persönlichkeit deutlich an sich. Es löst eben bei der paranoiden Demenz eine Wahngruppe die andere in buntem Wechsel ab, bis schließlich dieser Wechsel ein derartig schneller wird, daß nur noch rätselhafte, abrupte, oft unsinnige wahnähnliche Vorstellungen von kurzer Dauer geäußert werden im Gegensatze zu dem auch in späteren Stadien von einem Leitmotiv beherrschten, lebenslang dauernden, im innersten Kern sich gleichbleibenden, meist auch dem geistesgesunden Menschen verständlichen, nie direkt unsinnigen Wahnsystem des Paranoikers. Ähnlich dem Fehlen logischer Beziehungen zwischen Vorstellen und Handeln ist der Unterschied, den die sprachlichen und schriftlichen Auslassungen des Paranoikers und des Paranoid-dementen aufweisen. Die Zerfahrenheit und Faseligkeit der sprachlichen Äußerungen des letzteren, die bis zur Sinnlosigkeit gehen können, seine karrikaturenhafte, verschrobene Schreibweise, die zudem häufig wechselt, unterscheidet ihn von dem sich einer gewandten, wenn auch oft etwas gezierten Ausdrucksweise bedienenden Paranoiker. Die sinnlosen Wortneubildungen, die Wortverstümmelungen, die die Paranoid-dementen oft mit den übrigen Schizophrenen gemein haben, für die die Kranken meist nur einen noch größeren Wortsalat oder aber ein verlegenes Lächeln als Erklärung haben, oder deren Erklärung die krausesten Wahnvorstellungen nebeneinander enthüllt, sind auch von eigenartigen, zum Teil neugebildeten Ausdrücken, die der Paranoiker für seine eigenartigen Sensationen, für die eine geläufige Bezeichnung nicht besteht, stets zu unterscheiden.

Daß zwischen beiden Erkrankungen tiefgehende Unterschiede bestehen, beweist endlich der Ausgang. Während der Paranoiker noch nach Jahrzehnten intellektuell auf der Höhe bleibt, wenn er auch infolge der Einschränkung des geistigen Horizontes und der Verbohrtheit in sein Wahnsystem eigenartig im Denken, Fühlen und Handeln wird, endet die Dementia paranoides, um Kraepelins Angaben zu folgen: am häufigsten in manierierte, etwas seltener in negativistische oder faselige Verblödung, in 12% der Fälle kommt es zu einem einfachen Schwachsinn, ebenso oft zu stumpfer Verblödung. Der Ausgang der Erkrankung muß so die Richtigkeit der differentialdiagnostischen Momente bestätigen, die nie in dem Auftreten gehäufter Sinnestäuschungen allein erblickt werden dürfen, die nur selten in der Verschiedenheit der Wahnideen an sich (hypochondrische, Versündigungsideen, überspannte, auf den ersten Blick schwachsinnige Größenideen, allgemeiner, nicht von bestimmten Personen hergeleiteter Beeinflussungswahn bei der Dementia paranoides) bestehen, dagegen stets in den neben dem Wahnsystem selbständig vorhandenen Störungen der Willensstrebungen, den gehäuften katatonischen Symptomen, dem Autismus, endlich in der Abspaltung der affektiven und der intellektuellen Komponenten und der dadurch bedingten Inkonsequenz der Handlungsweise zu erkennen sind. Alle diese spezifisch schizophrenen Symptome fehlen der Paranoia.

In der Gruppe der Dementia paranoides ist unseres Erachtens ein großer Teil der Krankheitsfälle enthalten, die Kraepelin neuerdings als

Paraphrenien

zusammengefaßt hat. Diese neueste Krankheitsgruppe der Kraepelinschen Systematik, die v. Hoesslin und Moravcsik anerkannten, die er als der Dementia praecox nahestehend schildert und mit dem gemeinsamen Namen der endogenen Verblödungen überschreibt, enthält wahnbildende Psychosen, die sich zum Teil durch langsame kombinatorische, später halluzinatorische Entwicklung eines fixierten Verfolgungs- und Größenwahnes ohne wesentliche selbständige Störungen des Willens, ohne wesentliche Abnahme der gemütlichen Ansprechbarkeit, ohne Entwicklung eines Intelligenzdefektes charakterisieren, bis herab zu solchen, die mit massenhaften unsinnigen Verfolgungs- und Größenvorstellungen, zahlreichen Sinnestäuschungen und Konfabulationen einhergehen, zu Grimmassieren, überhandnehmenden Wortneubildungen und Verschrobenheiten und Abstumpfung des gemütlichen Verhaltens führen und nach mehr minder langem Verlaufe eine deutliche geistige Schwäche zeigen. Während Krambach die Ergebnisse seiner Untersuchungen dahin zusammenfaßt, daß die Fälle, die der Paraphrenie Kraepelins entsprachen, kein Merkmal im Verhalten des Intellektes aufwiesen, das sie grundsätzlich von den paranoiden Formen der Dementia praecox unterschiede, daß sich in allen Fällen dieser Art Symptome fänden, die für die Dementia praecox als spezifisch gelten, er mithin die Paraphrenien als Zustandsbilder protrahierter schizophrener Erkrankungen ansieht, brachten uns eigene Untersuchungen zu dem Schlusse, daß die Paraphrenia systematica und expansiva oder doch der größte Teil dieser Fälle aus dem Verbande mit der phantastischen und sicher auch der großen Masse der konfabulatorischen Paraphrenie auszuscheiden seien. Letztere Formen sind nach unseren heutigen Kenntnissen der Gruppe der Dementia paranoides zuzuteilen, worauf die abenteuerlichen, zusammenhangslosen, einem dauernden Wechsel unterworfenen, eben phantastischen Wahnideen, andererseits eine ausgedehnte primäre konfabulatorische Umdeutung des ganzen Vorlebens, die bei Fehlen einer hochgradigen Bewußtseinstrübung einen ausgedehnten Bewußtseinszerfall voraussetzt, ferner die zerfahrene, ziellose, in Maß und Art stets wechselnde Reaktionsweise des Kranken auf seine Vorstellungen, die vielen katatonen Symptome, der Ausgang des Leidens in meist hochgradige gemütliche Stumpfheit, Sprachverwirrtheit, ethischen Niedergang und häufig auch mehr minder starke intellektuelle Verblödung in Verbindung mit der Häufigkeit des Beginnes im Pubertätsalter hinweisen. Die Paraphrenia systematica und expansiva oder wenigstens ein sehr großer Teil der unter diesen Bezeichnungen zusammengefaßten Fälle gehören der Paranoia im hier umgrenzten Sinne an, so daß für die Gruppe der Paraphrenien in Kraepelinscher Fassung nichts übrig bleibt.

Recht schwierig ist in manchen Fällen die Unterscheidung der Paranoia von den wahnbildenden Psychosen, die auf dem Boden des

Chronischen Alkoholismus

erwachsen. Die Ähnlichkeit beider Zustände ist gelegentlich so groß, daß man von einer Alkoholparanoia gesprochen hat. Vor allem gilt das für den Eifersuchtswahn der Trinker. Wie bereits oben ausgeführt wurde, entsteht der Wahn beim chronischen Alkoholismus und bei der Paranoia im wesentlichen aus dem gleichen gemütlichen Zustande heraus, nur, daß die krankhafte Erhöhung der Affektivität, die den ersten Wahn auslöst, beim Alkoholismus der Intoxikation zuzuschreiben ist, während sie bei der Paranoia aus der paranoischen Konstitution schleichend sich entwickelt, daß beim Alkoholismus die Intoxikation die Grundlage der Psychose darstellt, die bei der Paranoia die spezielle degenerative Konstitution abgibt, wenngleich degenerative Momente auch bei dem ersteren in vielen, wohl in den meisten Fällen, wenn auch in geringerem Grade wirksam sind. Ausschlaggebend müssen zu Anfang der Psychose die Erscheinungen sein, die der Alkoholmißbrauch sonst im psychischen Geschehen und auf körperlichem Gebiete mit sich bringt, wobei unter den ersteren Symptomen die moralische Abstumpfung, die sittliche Depravation vor allem den Gegensatz zu den streng reflektierenden und hohe ethische Anforderungen an sich selbst und an andere stellenden Paranoikern darstellt. Im weiteren Verlaufe prägt sich beim chronischen Alkoholismus stets die emotive Schwäche und die Hemmungslosigkeit, in den späteren Stadien auch die Einbuße des Trinkers an Urteilskraft aus. Der eifersüchtige Paranoiker haßt das Objekt seiner Eifersucht schließlich von ganzer Seele und nur die Furcht vor der gesetzlichen Strafe, die ihm wohlbekannt ist, vermag ihn von einer Gewalttat zurückzuhalten und hält ihn auch meistens davon zurück. Der eifersüchtige Trinker dagegen schreitet viel leichter zur Gewalttat, weil bei ihm die normalen sittlichen Hemmungen, die dem Verbrechen entgegentreten, gelockert sind, weil seine Urteilskraft soweit herabgesetzt ist, daß er die Folgen seiner Tat für sich selbst nicht mehr abzuschätzen vermag. Andererseits betont der Alkoholiker kurz nach der Tat, wie lieb er das Opfer seiner Eifersucht hatte, wie weh es ihm tat, daß man ihn hinterging, daß er deshalb dem Treiben habe ein Ende machen müssen, ja, er sucht gelegentlich sich selbst und sein Opfer während der Tat von dem ethischen Werte derselben zu überzeugen, die stets einen theatralischen Anstrich hat, die eben, wie die ganze Handlungsweise des paranoiden Trinkers mehr in der durch den Alkohol bedingten sittlichen Verkommenheit und dem darin begründeten Verluste ethisch begründeter Hemmungen ihren Ursprung hat, als in einem logisch aus den erotischen Beeinträchtigungsideen erwachsenen Haß und der ins Extrem gesteigerten Abwehr der vermeintlichen Beeinträchtigungen. Der Paranoiker, der zur Gewalttat schritt, verteidigt dieselbe nachher mit aller Schärfe seines Verstandes; er gibt zu, sich gegen das Gesetz vergangen zu haben, sucht sein Verbrechen aber mit der Größe der ihm zugefügten vermeintlichen Beeinträchtigung zu erklären und zu rechtfertigen. Der Trinker sucht schwachsinnig seine Handlung als eine Wohltat für sein Opfer hinzustellen, er gefällt sich in der Maske der verkörperten Gerechtigkeit. Die Vorgeschichte und die körperlichen Erscheinungen des Alkoholismus müssen in manchen Fällen den differentialdiagnostischen Ausschlag geben, ebenso gelegentlich, besonders in jüngeren Fällen der Erfolg einer Entziehungskur, die häufig, wenn auch nicht immer ein Abblassen, nur selten ein völliges Verschwinden der wahnhaften Vorstellungen bei chronischem Alkoholismus zur Folge hat.

Syphilitische wahnbildende Psychosen.

Die syphilitischen wahnbildenden Psychosen, die in seltenen Fällen, meist nur vorübergehend an das Bild der Paranoia erinnern, unterscheiden sich von der letzteren durch das Vorhandensein spezifischer organischer Krankheitserscheinungen von seiten des Gehirns oder Rückenmarks. Es fehlt bei den meisten auf dem Boden der Lues entstehenden paranoiden Zuständen die dauernde fortschreitende Systematisierung des Wahnes, es handelt sich bei ihnen in der Regel um paranoide Zustände, die akut oder subakut entstehen und etwa dem, was von manchen Autoren als „akute Paranoia", wie oben besprochen, bezeichnet wurde, entsprechen. Das Augenblicksbild kann unter Umständen dem der Paranoia ähnlich sein, doch werden die körperlichen Symptome wie auch der Wechsel der Wahnvorstellungen, ihre Unklarheit, deutlich schwachsinnige Züge sowie die Inkonsequenz der Handlungsweise sie leicht von der Paranoia in der hier gefaßten Umgrenzung unterscheiden lassen.

In seltenen Fällen kommen aber auch, wie bereits gelegentlich der Besprechung der Komplikationen der Paranoia erwähnt wurde, Verbindungen anscheinend echt paranoischer psychotischer Syndrome, vor allem mit der Tabes dorsalis vor, die zum Teil, soweit sich nach mehr minder langer Zeit sichere Erscheinungen einer Dementia paralytica entwickeln, nur ein paranoides Vorstadium der letzteren bilden, in den Fällen jedoch, in denen die paralytischen Erscheinungen bei jahrzehntelangem Bestehen der wahnbildenden Psychose bis zum Lebensende ausbleiben, als echte Komplikationen der syphilitischen Rückenmarkserkrankung mit einer Paranoia, vielleicht beides auf der gemeinsamen Grundlage der mangelhaften Anlage und des pathologischen Aufbrauchs des Zentralnervensystems entstanden, aufgefaßt werden müssen.

Mit den in Anlehnung an Meynert als

Amentia

bezeichneten akuten Psychosen hat die Paranoia eigentlich außer dem allgemeinen Symptom des Bestehens von Wahnvorstellungen nichts gemein. Eine Verwechslung beider Zustände ist weniger in der Hinsicht möglich, daß Amentiaformen für eine Paranoia gehalten werden, als dadurch, daß eine akut entstehende Paranoia oder aber akute Schübe dieser Erkrankung irrtümlich als Amentia angesprochen werden, vor allem bei der Paranoia hallucinatoria, da auch bei ihren akuten interkurrenten Episoden neben häufiger wechselnden ausschmückenden Wahnideen, der stärkeren Störung der Affektivität, lebhafteren und vermehrten Sinnestäuschungen eine, wenn auch wohl nie höhere Grade erreichende Verworrenheit eintreten kann, die zusammen mit den übrigen akuten Erscheinungen den Grundwahn, das eigentliche Wahnsystem der Paranoia vorübergehend zu verbergen vermag. Eine Verwechslung ist, wie schon daraus hervorgeht, einmal in den Fällen möglich, in denen die Paranoia in akutester Weise beginnt, andererseits, soweit es sich um interkurrente Erregungszustände handelt, in den Fällen, in denen jede Vorgeschichte fehlt. Die Fälle, die so der Stellung dieser Differentialdiagnose Schwierigkeiten bereiten, sind sehr selten. Der weitere Verlauf nach Abklingen der Erregung beseitigt bald jeden Zweifel. Wie bereits oben hervorgehoben, ist aber derartigen Fällen von anscheinender Paranoia mit akutestem

Beginne, noch mehr aber solchen mit akutesten, unter Verworrenheit verlaufenden interkurrenten Erregungszuständen gegenüber größte Skepsis am Platze, da es sich, auch wenn eine chronische Psychose vorliegt, weit häufiger um paranoide, in die Gruppe der Schizophrenie fallende psychotische Zustände handelt als um eine Paranoia.

Senile Wahnsinnsformen.

Gemäß der theoretischen Erklärung der Paranoia als einer vorzeitigen Alterserscheinung ist es erklärlich, daß häufig die Frage zu entscheiden ist, ob eine Paranoia im hier umgrenzten Sinne oder aber eine wahnbildende Psychose im Beginne der Dementia senilis vorliegt, vor allem der langgestreckten, schleichend verlaufenden, präsenil beginnenden Form, die Kraepelin wegen ihres von der gewöhnlichen senilen Demenz abweichenden Beginnes und einzelner Abweichungen in der Symptomatologie zur Aufstellung eines besonderen „präsenilen Beeinträchtigungswahnes" veranlaßte. Die Gedankengänge, die die Kranken beherrschen, sind bei beiden Psychosen gleicher Natur. Es ist bereits an anderer Stelle der egozentrischen Einengung der Interessensphäre mit ihrer Neigung zur Unbelehrbarkeit und Rechthaberei, des Klebens an den alteingewurzelten Vorstellungen und der Neigung zu mißtrauischer Beargwöhnung der Umgebung gedacht worden, die sich im Senium überhaupt und, krankhaft übertrieben und verzerrt im Krankheitsbilde der senilen wahnbildenden Psychosen wie auch in dem der Paranoia finden. Außer der allmählich eintretenden und fortschreitenden Entwicklung einer höhergradigen Urteils- und Merkfähigkeitsschwäche läßt jedoch auch das senile Wahnsystem wesentliche Abweichungen von dem der Paranoia erkennen. Vor allem tritt bei dem ersteren stets in frühen Krankheitsstadien eine gewisse, sich progressiv steigernde Abenteuerlichkeit der Beeinträchtigungsvorstellungen und das Überwiegen hypochondrischer Ideen hervor. Es fehlt dagegen die Verbohrtheit in das eigene Wahnsystem, das weniger streng konsolidiert ist als das der Paranoia, es kommt zur Preisgabe einzelner Vorstellungen für kürzere Zeit oder für immer, zu einem Wechsel der Wahnfabel. Endlich fehlt den senilen Wahnsinnsformen die Konsequenz der Handlungsweise und der Angriffsgeist der Paranoia. Der Paranoiker sucht sich gegen die wahnhaften Beeinträchtigungen und Verfolgungen mit ganzer Kraft zu wehren und wird dadurch bald mehr zum Angreifer als zum Verfolgten; der senile Wahnsinnige fühlt sich als unschuldiges Opfer seiner Widersacher, ohne in seinem Gefühle körperlicher und geistiger Ohnmacht seine Lage ändern zu können; der melancholische Wahnsinnige erträgt die Beeinträchtigungen und Verfolgungen geduldig im Bewußtsein seiner Schuld; der schizophrene Paranoid-demente endlich betrachtet sie im wesentlichen als uninteressierter Zuschauer, ohne den dem Geistesgesunden entsprechenden Anteil an den Eingriffen in sein Wohlergehen zu nehmen, ohne das Schuldgefühl des Melancholikers, ohne das Gefühl der Ohnmacht des Senil-dementen und doch ohne den Willen, sie zu vermeiden oder abzuwehren, der für den Paranoiker kennzeichnend ist.

Literaturverzeichnis.

Banse: Zur Klinik der Paranoia. Zeitschr. f. d. ges. Neur. u. Psych. **11**. 1912.

Bartels: Zwei bemerkenswerte Fälle von Paranoia. Allgem. Zeitschr. f. Psych. **50**. 1894.

Becker: Zur Diagnose paranoischer Zustände. Münch. med. Wochenschr. 1914.

Berger: Klinische Beiträge zur Paranoiafrage. Monatsschr. f. Psych. **34**. 1913.

Berze: Über das Primärsymptom der Paranoia. Halle 1903.

Binswanger. — Siemerling: Psychiatrie. Jena 1911.

Birnbaum: Psychosen mit Wahnbildung und wahnhaften Einbildungen bei Degenerierten. Halle 1908.

— Über vorübergehende Wahnbildung auf degenerativer Basis. Zentralbl. f. Nervenheilkunde 1908.

— Über psychopathische Persönlichkeiten. Wiesbaden 1909.

— Zur Paranoiafrage. Zeitschr. f. d. ges. Neur. u. Psych. **29**.

Bleuler: Affektivität, Suggestibilität, Paranoia. Halle 1906.

— Die Schizophrenie oder die Gruppe der Dementia praecox. Aschaffenburgs Handbuch der Psychiatrie.

Boedecker: Referat für Paranoia. Allgem. Zeitschr. f. Psych. **50**. 1894.

— Schlußwort zur Diskussion. Allgem. Zeitschr. f. Psych. **51**. 1895.

Boege: Die periodische Paranoia. Archiv f. Psych. **43**. 1908. (Hier weitere Literatur.)

Brassert: Über sekundäre Paranoia. Allgem. Zeitschr. f. Psych. **52**. 1906.

Bruns: Diskussionsbemerkung. Allgem. Zeitschr. f. Psych. **52**. 1906.

Buch: Fall von akuter primärer Verrücktheit. Archiv f. Psych. **11**. 1898.

Bumke: Über die Umgrenzung des manisch-depressiven Irreseins. Zentralbl. f. Nervenheilk. 1909.

Cramer: Abgrenzung und Differentialdiagnose der Paranoia. Allgem. Zeitschr. f. Psych. **51**. 1895.

— Pathologisch-anatomischer Befund in einem akuten Falle der Paranoiagruppe. Archiv f. Psych. **29**. 1897.

— Über krankhafte Eigenbeziehungen und Beachtungswahn. Allgem. Zeitschr. f. Psych. **59**. 1902.

Dieckhoff: Die Psychosen bei psychopathisch Minderwertigen. Allgem. Zeitschr. f. Psych. **55**. 1898.

Diskussion zum Referat Cramer - Boedecker: Allgem. Zeitschr. f. Psych. **51**. 1894.

Ennen: Paranoia oder manisch-depressives Irresein? Zentralbl. f. Nervenheilk. **32**. 1909.

Falkenberg: Diskussionsbemerkung. Allgem. Zeitschr. f. Psych. **53**. 1897.

Flügge: Über geistige Schwächezustände eigentümlicher Art als Ausgangsstadium der Paranoia. Allgem. Zeitschr. f. Psych. **51**. 1895.

Forster: Über die Affekte. Monatsschr. f. Psych. **19**. 1906.

— Über die Bedeutung des Affektes in der Paranoia. Zentralbl. f. Nervenheilk. **31**. 1908.

— Nochmals die Frage des Affektes bei Paranoia. Monatsschr. f. Psych. **32**. 1912.

Freyberg: Ein Fall von Paranoia mit Ausgang in Heilung. Allgem. Zeitschr. f. Psych. **58**. 1901.

Friedmann: Über den Wahn. Wiesbaden 1894.

— Zur Kenntnis und zum Verständnis milder und kurz verlaufender Wahnformen. Neurol. Centralbl. **14**. 1895.

— Weiteres zur Entstehung der Wahnideen und über die Grundlage des Urteils. Monatsschr. f. Psych. **1**. 1897.

Ganser: Über Wahnideen. Allgem. Zeitschr. f. Psych. **53**. 1897.

Gaupp: Über paranoische Veranlagung und abortive Paranoia. Neurol. Centralbl. **28**. 1909.
— Über paranoische Veranlagung und abortive Paranoia. Zentralbl. f. Nervenheilk. 1910.
Gerlach: Querulantenwahn, Paranoia und Geistesschwäche. Allgem. Zeitschr. f. Psych. **52**. 1896.
Golla: Paranoide Zustandsbilder beim manisch-depressiven Irresein. Allgem. Zeitschr. f. Psych. **70**. 1913.
Griesinger: Vortrag zur Eröffnung der psychiatrischen Klinik in Berlin. Archiv f. Psych. **1**. 1868/69.
Hermann: Über die klinische Bedeutung des physikalischen Verfolgungswahnes. Allgem. Zeitschr. f. Psych. **66**. 1909.
Hertz: Ist die Ausdrucksweise „Verrücktheit, primäre Verrücktheit" in dem jetzt gebräuchlichen Sinne in unsere Technik einzubürgern oder nicht? Allgem. Zeitschr. f. Psych. **34**. 1878.
— Wahnsinn, Verrücktheit, Paranoia? Allgem. Zeitschr. f. Psych. **52**. 1896.
Hitzig: Über den Querulantenwahn. 1895.
— Diskussionsbemerkung. Allgem. Zeitschr. f. Psych. **52**. 1896.
v. Hoesslin: Die paranoiden Erkrankungen. Zeitschr. f. d. ges. Neur. u. Psych. **18**. 1913.
Hoppe: Ein Fall von Querulantenwahnsinn. Allgem. Zeitschr. f. Psych. **59**. 1902.
Hübner: Über paranoide Erkrankungen. Allgem. Zeitschr. f. Psych. **72**. 1915.
Jaspers: Eifersuchtswahn. Zeitschr. f. d. ges. Neur. u. Psych. **1**. 1910.
Jastrowitz: Diskussionsbemerkung. Allgem. Zeitschr. f. Psych. **51**. 1895.
— Diskussionsbemerkung. Allgem. Zeitschr. f. Psych. **53**. 1897.
Jelgersma: Das System der Psychosen. Zeitschr. f. d. ges. Neur. u. Psych. **13**. 1912.
Ilberg: Über halluzinatorischen Wahnsinn. Allgem. Zeitschr. f. Psych. **51**. 1895.
Jolly: Diskussionsbemerkung. Allgem. Zeitschr. f. Psych. **51**. 1895.
— Degenerationspsychose und Paranoia. Charitéannalen 1903.
Jung: Über die Verrücktheit. Allgem. Zeitschr. f. Psych. **38**. 1882.
Kahlbaum: Über einen Fall von Pseudoparanoia. Allgem. Zeitschr. f. Psych. **49**. 1893.
Kirchhoff: Paranoia. Lehrbuch der Psychiatrie 1892.
Kleist: Die Streitfrage der akuten Paranoia. Zeitschr. f. d. ges. Psych. **5**. 1911.
— Die Involutionsparanoia. Allgem. Zeitschr. f. Psych. **70**. 1913.
Klipstein: Über die hebephrenischen Formen der Dementia praecox Kraepelins. Allgem. Zeitschr. f. Psych. **63**. 1906.
Koch: Beitrag zur Lehre von der primären Verrücktheit. Allgem. Zeitschr. f. Psych. **36**. 1880.
— Überwertige Ideen. Zentralbl. f. Nervenheilk. 1896.
Köppen: Zur Lehre von der überwertigen Idee und über die Beziehung derselben zum Querulantenwahnsinn. Allgem. Zeitschr. f. Psych. **51**. 1895.
— Der Querulantenwahnsinn in nosologischer und forensischer Beziehung. Archiv f. Psych. **28**. 1896. (Hier weitere Literatur.)
— Der Querulantenwahnsinn in nosologischer und forensischer Beziehung und Diskussion. Allgem. Zeitschr. f. Psych. **52**. 1896.
— Diskussionsbemerkung. Allgem. Zeitschr. f. Psych. **53**. 1897.
— Über akute Paranoia. Neurol. Centralbl. **18**. 1899.
— Über akute Paranoia. Allgem. Zeitschr. f. Psych. **56**. 1899.
Kraepelin: Die Abgrenzung der Paranoia. Neurol. Centralbl. 1892.
— Die Abgrenzung der Paranoia. Allgem. Zeitschr. f. Psych. **50**. 1894.
— Über paranoide Erkrankungen. Zeitschr. f. d. ges. Neur. u. Psych. **11**. 1912.
— Paranoia. Lehrbuch 1915.
v. Krafft-Ebing: Lehrbuch der Psychiatrie 1893.
Krause: Über Zustände von Verwirrtheit mit Aufregung oder Stupor im Beginne und Verlaufe der chronischen Paranoia. Monatsschr. f. Psych. **1**. 1897.
Kreuser: Spätgenesungen. Allgem. Zeitschr. f. Psych. **57**. 1900.
— Über Paranoia. Juristisch-psychiatrische Grenzfragen **2**. 1904.
Krueger: Über Paranoia hallucinatoria. Zeitschr. f. d. ges. Neur. u. Psych. **12**. 1912.
— Beiträge zur Klinik der Paranoia. Zeitschr. f. d. ges. Neur. u. Psych. **20**. 1913.
— Zur Frage nach der nosologischen Stellung der Paraphrenien. Zeitschr. f. d. ges. Neur. u. Psych. **28**. 1915.

Lehmann: Paranoia — Affekt — Verfolgungs- — Größenwahn. Psych. Neurol. Wochenschr. 1909.
Liebmann: Über eine querulierende Familie. Allgem. Zeitschr. f. Psych. **51**. 1895.
Linke: Zur Pathogenese des Beachtungswahnes. Allgem. Zeitschr. f. Psych. **53**. 1897.
— Noch einmal der Affekt der Paranoia. Allgem. Zeitschr. f. Psych. **59**. 1902.
Löwy: Subakute Raucherparanoia. Zeitschr. f. d. ges. Neur. u. Psych. **5**. 1911.
Magnan: Psychiatrische Vorlesungen. Deutsch von Moebius. Leipzig 1891.
Maier: Über katathyme Wahnbildung und Paranoia. Zeitschr. f. d. ges. Neur. u. Psych. **13**. 1912.
Margulies: Die primäre Bedeutung der Affekte im ersten Stadium der Paranoia. Monatsschr. f. Psych. **10**. 1901.
Matusch: Der Einfluß des Klimakteriums auf Entstehung und Form der Geistesstörungen. Allgem. Zeitschr. f. Psych. **46**. 1890.
Mendel: Diskussionsbemerkung. Allgem. Zeitschr. f. Psych. **51**. 1895.
— Paranoia. Leitfaden der Psychiatrie. Stuttgart 1902.
— Paranoia. Eulenburgs Realenzyklopädie.
— (Kurt): Über Querulantenwahnsinn und „Neurasthenia querulatoria“ bei Unfallverletzten. Neurol. Centralbl. **28**. 1909.
Mercklin: Studien über die primäre Verrücktheit. Dorpat 1879.
— Über die Beziehungen der Zwangsvorstellungen zur Paranoia. Allgem. Zeitschr. f. Psych. **47**. 1891.
— Bemerkungen zur Paranoiafrage. Neurol. Centralbl. **28**. 1909.
— Über das Verhalten des Krankheitsbewußtseins bei der Paranoia. Allgem. Zeitschr. f. Psych. **51**. 1895.
Meschede: Diskussionsbemerkung. Allgem. Zeitschr. f. Psych. **52**. 1896.
Meyer: Beitrag zur Kenntnis der akut entstandenen Psychosen und katatonischen Zustände. Archiv f. Psych. **32**. 1899.
— Beitrag zur Kenntnis des induzierten Irreseins und des Querulantenwahnes. Archiv f. Psych. **34**. 1901.
— Beiträge zur Kenntnis des Eifersuchtswahnes und Bemerkungen zur Paranoiafrage. Archiv f. Psych. **46**. 1910.
Meynert: Die akute (halluzinatorische) Form des Wahnsinns und ihr Verlauf. Jahrb. f. Psych. **2**. 1879/81.
— Klinische Vorlesungen über Psychiatrie. 1890.
Mittenzweig: Diskussionsbemerkung. Allgem. Zeitschr. f. Psych. **52**. 1896.
Moeli: Diskussionsbemerkung. Allgem. Zeitschr. f. Psych. **51**. 1895.
— Diskussionsbemerkung. Allgem. Zeitschr. f. Psych. **52**. 1896.
— Diskussionsbemerkung. Allgem. Zeitschr. f. Psych. **53**. 1897.
Moravcsik: Klinische Mitteilungen 1914. Allgem. Zeitschr. f. Psych. **70**. 1914.
— Über paranoische Geistesstörungen. Allgem. Zeitschr. f. Psych. **72**. 1916.
Neisser: Über die originäre Verrücktheit (Sander). Archiv f. Psych. **19**. 1888.
— Eine besondere Form der Wahnbildung. Allgem. Zeitschr. f. Psych. **49**. 1893.
— Diskussionsbemerkung. Allgem. Zeitschr. f. Psych. **51**. 1895.
— Diskussionsbemerkung. Allgem. Zeitschr. f. Psych. **52**. 1896.
— Paranoia und Schwachsinn. Allgem. Zeitschr. f. Psych. **53**. 1897.
Orschanski: Über Bewußtseinsstörungen und deren Beziehungen zur Verrücktheit und Paranoia. Archiv f. Psych. **20**. 1889.
Pfister: Über Paranoia chronica querulatoria. Allgem. Zeitschr. f. Psych. **59**. 1902.
Pick: Zur Lehre von den initialen Symptomen der Paranoia. Neurol. Centralbl. 1902.
Pilcz: Die periodischen Geistesstörungen. Jena 1901.
Richter: Dementia paralytica als Komplikation einer Paranoia hallucinatoria chronica. Allgem. Zeitschr. f. Psych. **55**. 1898.
Rüdin: Eine Form akuten halluzinatorischen Verfolgungswahnes in der Haft ohne spätere Weiterbildung des Wahnes und ohne Korrektur. Allgem. Zeitschr. f. Psych. **60**. 1903.
Saiz: Dementia praecox und Paranoia hallucinatoria chronica. Allgem. Zeitschr. f. Psych. **68**. 1911.
Salgo: Kompendium der Psychiatrie. Wien 1889.
— Noch einmal Paranoia und Schwachsinn. Allgem. Zeitschr. f. Psych. **53**. 1897.

Sandberg: Zur Psychopathologie der chronischen Paranoia. Allgem. Zeitschr. f. Psych. **52**. 1896.
Sander: Über eine spezielle Form der primären Verrücktheit. Archiv f. Psych. **1**. 1868/69.
Schäfer: Bemerkungen zur psychiatrischen Formenlehre. Allgem. Zeitschr. f. Psych. **36**. 1880.
Schneider: Ein Beitrag zur Lehre von der Paranoia. Allgem. Zeitschr. f. Psych. **60**. 1903.
Schnizer: Die Paranoiafrage. Zeitschr. f. d. ges. Neur. u. Psych. Referate **8**. 1914. (Hier weitere Literatur.)
— Die Paranoiafrage. Zeitschrift f. d. ges. Neur. u. Psych. **27**. 1915.
Scholz: Über primäre Verrücktheit. Berliner klin. Wochenschr. 1880.
Schönthal: Über die akute halluzinatorische Paranoia. Allgem. Zeitschr. f. Psych. **48**. 1892.
Schüle: Handbuch der Geisteskrankheiten. 1878.
— Spezielle Pathologie und Therapie der Geisteskrankheiten. Leipzig 1886.
— Zur Paranoiafrage. Allgem. Zeitschr. f. Psychiatrie. **50**. 1894.
Schultze: Bemerkung zur Paranoiafrage. Deutsche med. Wochenschr. 1904.
Seelert: Paranoide Psychosen im höheren Lebensalter. Archiv f. Psych. **55**.
— Paranoische Erkrankung auf manisch-depressiver Grundlage. Monatsschr. f. Psych. **36**.
Serbski: Über die akuten Formen der Amentia und Paranoia. Allgem. Zeitschr. f. Psych. **48**. 1892.
Sérieux et **Capgras**: Les folies raisonnantes 1909.
Siemerling: Diskussionsbemerkung. Allgem. Zeitschr. f. Psych. **52**. 1896.
Snell: Über Monananie als primäre Form der Seelenstörung. Allgem. Zeitschr. f. Psych. **22**. 1865.
— Die Überschätzungsideen der Paranoia. Allgem. Zeitschr. f. Psych. **46**. 1890.
Sommer: Tabes mit Paranoia und terminaler Paralyse. Allgem. Zeitschr. f. Psych. **42**. 1886.
— Paranoia. Leydens deutsche Klinik 1906.
Specht: Über den pathologischen Affekt in der chronischen Paranoia. 1901.
— Chronische Manie und Paranoia. Zentralbl. f. Nervenheilk. **31**. 1905.
— Über die klinische Kardinalfrage der Paranoia. Centralbl. f. Nervenheilk. 1908.
Stransky: Zur Entwicklung und zum gegenwärtigen Stande der Lehre von der Dementia praecox (Schizophrenie). Journ. f. Psych. u. Neurol. 1905.
— Das manisch-depressive Irresein. Aschaffenburgs Handbuch der Psychiatrie 1911.
— Die paranoiden Erkrankungen. Zeitschr. f. d. ges. Neur. u. Psych. **18**. 1913.
Strohmeyer: Paranoia. Monatsschr. f. Psych. **19**.
Thalbitzer: Manischer Wahnsinn. Zeitschr. f. d. ges. Neur. u. Psych. **1**. 1910.
Thomsen: Wahnbildung und Paranoia. Medizinische Klinik 1908.
— Die akute Paranoia. Archiv f. Psych. **45**. 1909. (Hier weitere Literatur.)
Tiling: Zur Paranoiafrage. Psych. Neurol. Wochenschr. 1901/02.
Tintemann: Unfall und Paranoia. Allgem. Zeitschr. f. Psych. **72**. 1916.
Többen: Ein Beitrag zur Kenntnis des Eifersuchtswahnes. Monatsschr. f. Psych. **19**. 1906.
Werner: Die Paranoia. Stuttgart 1891.
Wernicke: Über fixe Ideen. Deutsche medizinische Wochenschr. 1892.
— Zur klinischen Abgrenzung des Querulantenwahnes. Monatsschr. f. Psych. **2**. 1897.
— Grundriß der Psych. 1900.
Westphal: Über die Verrücktheit. Allgem. Zeitschr. f. Psych. **34**. 1878.
Weygandt: Zur Paranoiafrage. Archiv f. Psych. **47**. 1910.
Wille: Die Lehre von der Verwirrtheit. Archiv f. Psych. **19**. 1888.
— Die Verwirrtheit 1889.
Wilmanns: Zur klinischen Stellung der Paranoia. Zentralbl. f. Nervenheilk. 1910.
Ziehen: Über die Störungen des Vorstellungslaufes bei Paranoia. Archiv f. Psych. **24**. 1892.
— Über die Affektstörung der Ergriffenheit bei akuten Psychosen. Monatsschr. f. Psych. **10**. 1901.
— Lehrbuch der Psychiatrie.

Lehrbuch der Psychiatrie. Von Dr. **E. Bleuler,** o. Professor der Psychiatrie an der Universität Zürich. Mit 49 Textabbildungen. 1916.
Preis M. 12.—; in Leinwand gebunden M. 13.80

Fachbücher für Ärzte. Band I

Praktische Neurologie für Ärzte. Von Professor Dr. **M. Lewandowsky** in Berlin. Zweite Auflage. Mit 21 Textabbildungen. 1916.
In Leinwand gebunden Preis M. 10.—

Taschenbuch zur Untersuchung nervöser und psychischer Krankheiten. Eine Anleitung für Mediziner und Juristen, insbesondere für beamtete Ärzte. Von Dr. **W. Cimbal,** Nervenarzt und Oberarzt der städtischen Heil- und Pflegeanstalten zu Altona, staatsärztlich approbiert. Zweite, vermehrte Auflage. Mit 17 Textabbildungen. 1913. In Leinwand gebunden Preis M. 4.40

Beiträge zur Psychologie und Psychopathologie der Brandstifter. Von Dr. med. **Heinrich Többen,** Beauftragter Dozent für gerichtliche Psychiatrie an der Westfälischen Wilhelms-Universität Münster i. W. 1917. Preis M. 4.80

Beiträge zur Frage nach der Beziehung zwischen klinischem Verlauf und anatomischem Befund bei Nerven- und Geisteskrankheiten. Bearbeitet und herausgegeben von **Franz Nissel,** Heidelberg.

Erster Band. Heft 1. Mit 34 Figuren. 1913. Preis M. 2.40

Erster Band. Heft 2. Zwei Fälle von Katatonie mit Hirnschwellung. Mit 48 Figuren. 1914. Preis M. 2.80

Erster Band. Heft 3. Ein Fall von Paralyse mit dem klinischen Verlauf einer Dementia praecox. Zwei Fälle mit „akuter Erkrankung" der Nervenzellen. Mit 59 Figuren. 1915. Preis M. 4.60

Technik der mikroskopischen Untersuchung des Nervensystems. Von Professor Dr. **W. Spielmeyer,** Vorstand des anatomischen Laboratoriums der psychiatrischen Klinik in München. Zweite, vermehrte Auflage. 1914.
In Leinwand gebunden Preis M. 4.80

Die konstitutionelle Disposition zu inneren Krankheiten. Von Dr. **Julius Bauer,** Wien. Mit 59 Textabbildungen. 1917.
Preis M. 24.—; in Leinwand gebunden M. 26.40

Morbus Basedowi und die Hyperthyreosen. Von Dr. **F. Chvostek,** Professor der internen Medizin an der Universität Wien. 1917.
Preis M. 20.—; in Halbfranz gebunden M. 25.80

(Bildet einen Band des Speziellen Teils der **„Enzyklopädie der klinischen Medizin"**, herausgegeben von L. Langstein-Berlin, C. von Noorden-Frankfurt a. M., C. von Pirquet-Wien, A. Schittenhelm-Kiel.)

Zu beziehen durch jede Buchhandlung